여자들은 왜

화장실에

자주 갈까?

# 여자들은 왜 화장실에 자주 갈까?

**NOCH GANZ DICHT?**

비르기트 불라 지음 강명순 옮김

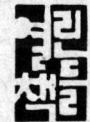

**NOCH GANZ DICHT? : ALLES WISSENWERTE ÜBER DIE BLASE**
**by BIRGIT BULLA**

Copyright (C) 2020 hanserblau im Carl Hanser Verlag GmbH & Co. KG, München
Korean Translation Copyright (C) 2025 The Open Books Co.
All rights reserved.

Korean edition published by arrangement with Carl Hanser Verlag GmbH & Co. KG through MOMO Agency, Seoul.

## 차례

**머리말**     9
방광에 문제가 있는 모든 여성에게

**1. 방광과 방광의 동료들**     15
신장: 신체의 정화 작업 • 요관: 방광의 빨대 • 방광: 소변을 보관하는 근육질 타파웨어 • 요도: 소변을 체외로 내보내는 미끄럼틀 • 괄약근: 신체의 문지기 • 골반저: 모든 것을 떠받치며 지탱해 주는 일종의 모선(母船)

**2. 오줌 싸기, 소변보기, 방뇨하기,**     29
**소변 배출에 관한 흥미로운 사실들**
물의 행진, 소변이 배출되기까지 • 화장실에서 올바르게 일 처리하는 법 • 왜 우리는 갈증을 느끼면 뭔가를 마셔야 할까? • 실제로 얼마나 자주 화장실에 가는 게 정상일까? • 너무 자주 소변을 본다고? 당신이 화장실을 자주 가야 하는 이유들 • 방광과 배뇨 충동을 자극하는 식료품 • 방광을 더 천천히 채우는 음료 • 여성이 남성보다 화장실에 더 자주 가는 이유 • 어린아이가 요의를 통제하는 법을 배우는 방식 • 맙소사, 방광이 실제로 터질 수 있을까? • 그건 방광 파열이다 • 배뇨 수치심 또는 공중화장실 공포증: 타인 앞에서 화장실에 가는 것에 대한 공포 • 소변을 너무 오래 참으면 어떻게 될까? • 너무 자주 화장실에 가는 것은 해로울까? • 소변의 성분 • 소변 미인 • 아스파라거스 소변 • 소변 냄새로 알 수 있는 것 • 임신 테스트기의 작동 원리와 소변에서 더 알아낼 수 있는 것 • 다양한 소변 색 • 방광 결석, 왜 방광은 돌을 안 좋아할까?

## 3. 짜증 나고 고통스러운 질병, 방광염 83

방광염에 걸리는 이유 • 허니문 방광염: 섹스 후 방광염에 자주 걸리는 이유 • 섹스로 인한 방광염: 박테리아들 간에 서로 소통이 안 될 때 • 감기로 인한 방광염 • 당신이 친구들보다 더 자주 방광염에 걸리는 이유 • 잘 가라, 방광염 • 항생제에 대한 찬반 여부 • 방광염 예방법 • 크랜베리는 정말 방광염을 치료하는 마법의 약인가 • 복잡한 방광염과 복잡하지 않은 방광염 • 방광염이 계속 재발하는 경우 • 방광의 지속적인 통증: 무시무시한 간질성 방광염 • 남성이 여성보다 방광염에 잘 걸리지 않는 이유

## 4. 방광 기능 장애: 방광에 문제가 생겨 113
### 소변 배출 기능이 원활하지 못한 상태

과민성 방광: 하루 종일 소변보는 일에 매달려야 하는 것 • 식스 팩

방광 근육과 과민성 방광의 기타 원인들 • 화장실에 자주 가야 하는 사람들이 알고 있는 10가지 사실 • 과민성 방광 치료법 • 대체 요법들: 보톡스, 근육 이완, 교류 전류 • 야간 빈뇨: 밤에 계속 화장실을 들락거려야 하는 악몽 • 길을 가는 도중에 방광이 괴롭힐 때: 배뇨 충동을 억제하는 법 • 위축 방광: 방광이 정말 줄어들 수 있을까? • 우리가 방광을 제대로 비울 수 없는 이유 • 방광을 미쳐 버리게 만드는 또 다른 이유들 • 비뇨기과 첫 방문 시 적응해야 할 것들 • 가능한 대체 요법들

## 5. 소변 아직 안 새는 거 맞지? 방광 약화와 요실금     179

일명 〈어이쿠 순간〉, 복압 요실금 • 〈급해요, 급해!〉, 절박 요실금 • 두 가지가 겹치면 더욱 안 좋다, 혼합 요실금 • 계속 새어 나오는 오줌 방울, 범람 요실금 • 방광은 아무 죄가 없다, 반사 요실금 • 재미없는 일, 낄낄 웃는 요실금 • 오르가슴 외에 다른 일이 일어날 때, 성교 요실금 • 비뇨기과 진료실에서 당신을 기다리고 있는 것, 요실금 • 요실금의 심각도 레벨 4단계 • 잠에서 깨어나 보니 침대가 젖어 있다면, 야뇨증 • 현관문 앞 현상, 열쇠 요실금, 마지막 순간 요실금 또는 귀가 요실금

## 6. 임신 중인가? 임신이 방광에 미치는 영향     211

임신 중 요실금 • 임신 중에 배뇨 충동을 억제하는 법 • 임신 중 방광염 • 아기를 낳은 다음에는 무슨 일이? 출산 이후의 방광 • 골반저 훈련이 도움이 되는 이유

## 7. 방광을 건강하게 지키는 방법   225

충분한 수분 섭취 • 완전히 편안한 자세로 변기에 앉을 것 • 균형 잡힌 건강한 식단 • 올바른 옷차림 • 발을 따듯하게 유지하기 • 건강하고 유연한 척추 유지하기 • 음부 관리, 좋지만 지나치면 안 된다 • 골반저 훈련 • 방광이 싫어하는 일 안 하기 • 건강에 유의하라 • 방광은 영혼의 거울

## 8. 방광에 관한 재미있는 사실들   247

역사 여행 • 타인의 소변은 생명을 위태롭게 할까? • 동물들의 기이한 소변 배출 방식 • 조금 색다른 기이한 달걀 • 오줌풀 • 소변의 힘, 〈불빛이 필요하면 소변을 보도록 해!〉 • 미친 짓, 세상에서 가장 큰 요로 결석 • 소변에 관한 쓸모없는(쓸모 있는) 지식

**감사의 말**   267
**참고 문헌**   269

## 머리말
## 방광에 문제가 있는 모든 여성에게

스물일곱 살 이후로 나는 늘 이렇게 해야 한다. 영화관이나 비행기에서는 늘 가장자리 좌석을 택한다. 집을 나서기 전에는 다시 한번 재빨리 화장실에 다녀온다. 과민성 방광 때문이다. 대체 그게 무슨 의미냐고? 그건 방광이 내 삶을 좌지우지한다는 뜻이고, 약 30분에 한 번씩 화장실에 가야 한다는 뜻이다. 그것도 아주 다급하게. 그럴 때 내 방광은 마치 페라리 자동차처럼 단 몇 초 만에 속도가 0에서 100으로 높아진다. 문제는 유감스럽게도 나의 이 페라리를 자랑할 수 없다는 것이다.

불행하게도 방광이 이상해지는 경우는 그리 드물지 않다. 예를 들어 방광염은 여성이 의사를 찾아가게 만드는 두 번째로 흔한 질병이다. 이제 전문가들은 요실금을 국민 질병이라 부를 정도다. 그럼에도 불구하고 방광을 둘러싼 문제들은 여전히 외면받고 있다. 특히 여성과 소녀 들이 이 문제를 해결하는 데 어려움을 겪고 있다. 왜 그럴까? 정보가 부족하기 때문이다.

하지만 최근 들어 많은 변화가 일어나고 있다. 여성의 질, 그리고 질의 특수성과 특징 등을 다루는 책과 논문, 블로그 등이 많이 생겼다. 또한 월경을 여성성의 징표로 받아들이고 있으며, 그것을 최고로 멋지고 아름다운 일로 기념한다. 혹시 집에 손님이 오기 전에 욕실에서 알록달록한 핑크색 생리대 박스를 어딘가에 숨겨 놓는가? 그건 2012년에나 있었던 일이다. 여성의 몸을 있는 그대로, 즉 머리카락도 있고, 돌기도 있으며, 체액도 있는 것으로 받아들이고 축하하는 일이 지금보다 더 활발했던 적은 없다. 물론 그건 우리 여성을 위해, 또 여성의 질을 위해 좋은 일이다. 그럼 우리의 방광은 어떤가? 방광은 여전히 눈에 띄지 않은 채 소심한 삶을 이어 가고 있으며, 동료인 질의 성공을 질투하고 있다.

의학 전문 서적에서 방광은 주로 남성의 관점에서 다루어진다. 전립샘과 고환, 또는 정관과 관련된 전형적인 남성 질환들을 우선적으로, 그리고 반복적으로 곱씹는 — 제발 문자 그대로 받아들이지는 말라 — 것이다. 비뇨기학 전문 서적을 보면 남성이 화장실에서 어려움을 겪는 원인을 자세히 알 수 있다. (스포일러: 대부분은 전립샘이나 요로 결석과 관련이 있다.) 물론 그것들도 몹시 중요한 문제다. 하지만 그건 단지 전 세계 인구의 50퍼센트에 불과한 남성들에게만 해당된다.

왜 그렇게 됐을까? 아마 모든 의학 연구가 처음에는 남성의 몸을 대상으로 했기 때문일 것이다. 일찍이 과학자들은 우리 여성을 단지 남성의 작고 부드러운 버전으로 생각했다는 사실을 알고 있는가? 하지만 실제로 여성은 남성과는 완전히 다른 질병 징후를 보여 주므로, 치료법 역시 완전히 달라야 마땅하다. 그것은, 특히 방광에 해당된다. 그런데도 라이프 스타일을 주로 다루는 잡지들, 즉 평범한 여성들을 주된 독자층으로 삼는 잡지들에서조차 방광은 그리 선호하는 주제가 아니다. 온라인 서점을 샅샅이 뒤져 봐도 여전히 전립샘이나 남성의 방광, 섹스와 구강성교 등에 관한 서적만 접하게 된다.

혹시 누군가 ─ 그러니까 여성이 ─ 염증 때문에, 또는 말 그대로 소변을 시원하게 잘 보지 못해서 비뇨기과를 찾게 되면 이런 감정에 사로잡히기 십상이다. 〈여긴 완전히 남자들 세상이네. 대기실 환자의 99퍼센트가 남자잖아.〉

그러니 이제 여성의 방광에도 그것이 마땅히 받아야 할 관심을 기울여야 할 때가 되었다. 예를 들어, 화장실에 너무 드물게 가는 것은 위험할 수 있다. 아니면 당신의 정신에 대해 몇 가지 이야기할 수도 있다. 우리의 방광이 하루 종일 하고 있는 일은 정말 놀랍기 그지없다. 지금까지 나는 이 책을 쓰기 위해 자료 조사할 때만큼 인간의 몸에 대해 집중적인 관심을 기울인 적이 없다. 나는 몇 날 며칠씩 밤을 새워 가며 인터넷에서 각종 포럼 자료를 찾아 헤맸고, 수많은 전문가와 대화를 나눴다. 의대생들이 시험 때만 들여다보는 전문 서적들과도 씨름했다. 그 과정에서 예전에 내가 의학을 전공으로 택하지 않았던 것이 몹시 후회스러웠다(맞다, 나의 대학 수학 능력 시험 성적은 몹시 나빴다). 어쩌면 나는 멋진 비뇨기과 전문의가 될 수도 있었을 텐데 말이다. 그래도 괜찮다. 나는 편집자로서 — 이게 나의 진짜 직업이다, 비록 방광에 대해 모든 것을 알지는 못하지만 — 아주 잘 살고 있으니까. 하지만 나는 이 책을 통해 내가 겪은 시련들을 당신들과 공유하고자 한다. 당신이 방광 질환에 걸려 병원에 갈 때 제일 같이 가고 싶은 친구, 무슨 질문이든 서슴지 않고 할 수 있는 친구처럼 말이다. 소변을 자주 보는 사람의 일상생활은 어떨까? 그럴 때는 어떤 의사를 찾아가야 할까? 병원에 가면 또 무슨 일이 일어날까? 검사는 어떤 식으로 진행되고, 어떤 치료법들이 있을까? 그런 치료를 받을 때 어떤 느낌이 들까? 이런 질문들에 대한 답변 말고도 의사들이 항상 알고 있는 것은 아닌 해결 방안들도 제시해 보고자 한다. 때로는 접시 가장자리라도(혹은 방광 가장자리라도) 끈기 있게 계속 들여다보고 있으면 자신의 건강에 무언가 이바지할 수도 있다.

    하지만 이 책은 의학 전문 서적이 아니라는 사실을 명심하라. 나는 의사가 아니라 환자다. 그것도 여성 환자다. 이 책은 주로 여성을 주된 독자층으로 설정하고 있으므로 모든 직업명을 여성 명사로 표현할 것이다. 그러니 계속해서 여의사나 여성 비뇨기과 전문의라는 표현을 접하더라도 놀라지 마라. 또한 나는 내 병력과 그로 인한 문제점들을 여의사한테 털어놓는 편이 더 마음 편할 것으로 생각한다. 물론 남성과 여성, 어느 쪽도 배척하지는 않는다.

    그건 그렇고, 이 머리말을 쓰는 동안에만 해도 나는 벌써 세 번이나 화장실에 다녀와야 했다…….

# 방광과 방광의 동료들 1

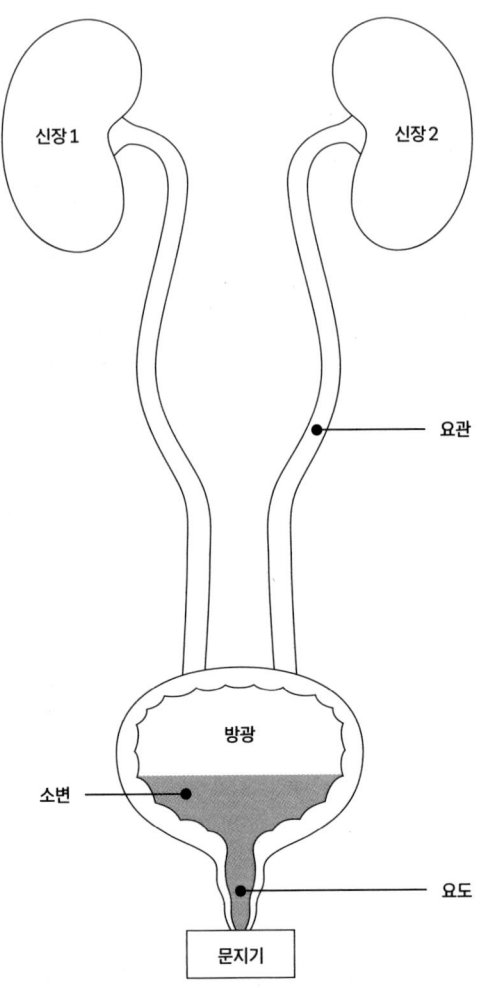

비뇨기는 인간의 장기들 가운데 가장 섹시한 기관 중 하나다. 해부학적 구조로 보면 작은 입상(立像)이나 선반에 자랑스럽게 올려놓고 싶은 우승배를 닮았다.

위쪽에는 완벽하게 대칭을 이루는 두 개의 타원형 신장이 자리하고 있다. 신장은 각기 가느다란 요관을 거쳐 아래쪽에 넓게 자리하고 있는 방광과 연결되며 방광은 다시 깔때기 모양의 요도에 의해 닫혀 있다. 요도는 올가미처럼 아래쪽으로 늘어져 있으며 괄약근에 의해 바깥쪽 방광 출구로 연결된다.

하지만 비뇨기의 모습이 아무리 멋지고 근사해도 그건 전혀 머리에 들어오지 않는다. 유감스럽게도 멋진 외양은 아무짝에도 쓸모없기 때문이다. 비뇨기가 맡고 있는 주요 기능은 정화 작업, 중간 저장, 안전 조치, 배출이다. 물론 비뇨기는 수행하는 기능에 비해 제대로 주목받지 못하고 있다. 그것이 맡은 바 기능을 제대로 성실하게 수행하는 동안에는 말이다. 비뇨기가 더 이상 제대로 작동하지 않을 때 우리는 비로소 방광이나 신장 등에 관심을 갖기 시작한다.

## 신장: 신체의 정화 작업

신장의 주요 임무는 혈액에서 노폐물을 걸러 내 소변을 생산하는 것이다. 이를 담당하는 것은 신장 피질 외부에 있는 신장 소체들로, 이들은 하루 종일 혈액에서 유해 물질을 샅샅이 찾아 걸러 낸다. 정말이지 대단한 기능이 아닐 수 없다. 매일 우리의 혈액 전체(5~6리터)가 약 300회 정도 신장을 통과하는데, 그때 그 작은 신장 소체들이 매일 전체적으로 약 1,700리터의 혈액을 걸러 내는 것이다(그 정도면 정말 스트레스가 엄청나게 쌓이지 않겠는가).

여기에서 걸러진 노폐물에서 1차 소변이 만들어지고, 이것이 나중에 2차 소변으로 완성되어 밖으로 배출된다. 1차 소변은 소위 세뇨관을 따라 흘러가는 과정에서 생성되는 기초 소변으로, 하루에 약 150~180리터 정도가 만들어진다. 이 1차 소변에서 우리 몸이 아직 사용할 수 있는 것들을 다시 걸러 낸다. 이 여과액의 약 99퍼센트가 다시 우리 신체로 반환되는데, 대부분 수분이지만 탄수화물, 당분, 작은 단백질, 나트륨이나 마그네슘 같은 무기물 분자도 포함되어 있다. 만약 이 수분을 되돌려받지 못하면 우리는 수분 부족으로 인해 급사하게 될 것이다.

이 과정이 성공적으로 진행되면 — 하루 약 0.5리터에서 2리터 정도 되는 — 2차 소변이 신장 집합관을 따라 계속 흐르게 된다. 이때 추가로 수분이 빠져나감으로써 농도가 더 짙어진 2차 소변이 신우(콩팥 깔때기)에 모인다. 신우에 모인 소변은 다시 신장에 단단하게 붙어 있는 굴곡지고 가느다란 요관을 통해 방광으로 흘러간다.

노폐물 거르기, 양분 재활용하기, 소변 만들기만으로는 성에 안 차는지 신장은 마치 워커홀릭처럼 또 다른 중요한 일들을 한다. 혈액에서 수분을 적절히 걸러 내 우리의 혈압을 조절해 주는 것이다. 이건 중요한 기능이다. 혈관에 수분이 많으면 혈액의 부피가 늘어나 혈압이 높아지고, 반대로 신장이 혈관에서 수분을 많이 빼내면 혈액의 부피가 감소해 혈압이 낮아진다. 또 신장은 골수에 적혈구 형성을 촉진하고, 활성형 비타민 D인 칼시트리올을 생산하는 적혈구 생성 인자 호르몬을 생산한다. 이 호르몬은 우리 몸에서 칼슘의 양을 조절해 주기 때문에 뼈의 구성 성분에 매우 중요한 역할을 한다. 또한 신장은 노폐물을 걸러 내는 동안 혈액이 산성이나 염기성 어느 한쪽으로 치우치지 않도록 조절해 줌으로써 산성과 염기성 간 균형을 유지시켜 준다. 신장은 정말로 아주 멋진 우리 몸의 일부다.

### 요관: 방광의 빨대

요관은 신장과 방광 사이의 연결 고리로서, 신장에서 만들어진 소변을 신우 밖으로 흘려보낸다. 중요한 기관이라는 인상을 주기 위해 요관은 수뇨관이라는 용어로도 불린다. 두 개의 수뇨관은 길이는 약 25~30센티미터 정도, 직경은 약 2~4밀리미터 정도 된다. 요관을 보면 나는 늘 꽃자루가 연상된다. 방광이 뿌리이고 신장이 꽃이라면 말이다……. 자, 각설하고 다시 요관으로 돌아가자.

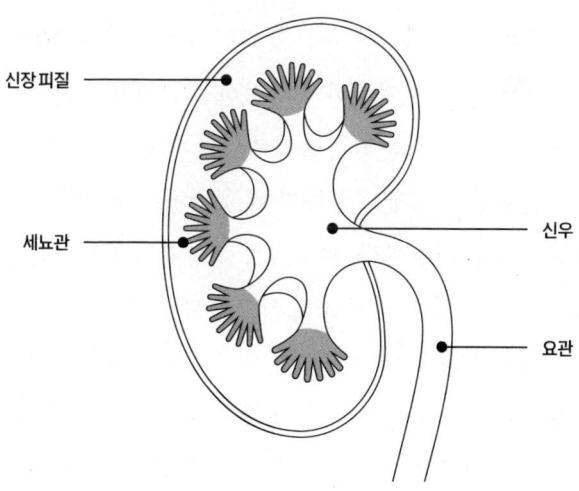

요관은 물결 형태의 매끄러운 근육으로 이루어져 있는데, 이는 소변이 역류하지 않고 방광 쪽으로 잘 흘러내리도록 해준다. 이 근육이 소변을 확실하게 곧장 방광으로 운반하는 것이다. 연동 운동의 물결이 1분에 서너 차례 요관을 통과하고, 그로 인해 요관은 지속적으로 움직이게 된다. 요관은 방광 입구에서 방광 근육과 합쳐져 일종의 밸브 역할을 수행함으로써 방광을 가득 채운 소변이 다시 요관으로 흘러가는 것을 막아 준다. 방광에 소변이 가득 찬 상태에서 물구나무를 서서 소변을 볼 수 있는 이유가 바로 이것 때문이다.

### 방광: 소변을 보관하는 근육질 타파웨어

방광은 하복부, 치골 뒤쪽, 골반저(골반 바닥)에 위치한 속이 빈 장기다. 방광의 주 임무는 충분한 양의 소변이 모일 때까지 최대한 길게 보관했다가 적절한 순간에 비우는 것이다. 방광을 비우는 것을 전문 용어로 소변 배출이라고 한다.

소변을 순조롭게 배출하기 위해 방광은 온갖 종류의 기발한 기술을 사용한다. 외부적으로 방광은 부드러운 결합 조직(동물체의 기관 및 조직 사이를 메우고 이들을 지지하는 조직)층으로 뒤덮여 있으며, 이 아름다운 층이 일종의 정원 울타리처럼 방광과 다른 기관들 간에 경계를 이룬다. 이 층 밑에는 이른바 방광 근막(맞다, 나쁜 포켓몬처럼 들릴 것이다)이라고 불리는 근육층이 있다. 주름으로 된 이 근육은 소변이 채워지는 정도에 따라 늘어나기 때문에 방광이 파열하지 않고 확대될 수 있다.

이왕 〈소변이 채워지는 정도에 따라〉라는 말이 나왔으니 말인데, 소변이 가득 차지 않은 방광은 타원형 모양으로 골반저에 거의 작은 접시처럼 놓여 있다. 소변이 차면 찰수록 방광의 형태는 더 둥글어진다. 그러다 소변이 가득 차게 되면 방광의 형태는 오히려 과일 배나 물을 가득 담아 높은 곳에 매달아 놓은 풍선 모양이 된다. 방광의 용량은 사람에 따라 다르다. 일반적으로 젊은 여성은 350~550밀리리터쯤 보관할 수 있는 반면, 젊은 남성은 550~750밀리리터까지 저장할 수 있다(정말 불공평하지 않은가?).

내부를 살펴보면 방광은 이른바 방광 내피라고 부르는 보호용 점막으로 둘러싸여 있다. 이 점막에 있는 작은 신경 센서가 방광에 소변이 채워진 정도를 측정해 뇌로 전달해 준다. 방광에 있는 작은 센서라니, 정말 귀엽지 않은가. 자신의 방광 속에서 작은 스마일 이모티콘이 재미있게 놀고 있다고 생각해 보라.

내부 점막은 방광을 밀폐해 뱃속에서 소변이 주변 장기로 새어 나가는 것을 막아 준다(수영장과 흡사한 구조다). 또한 내부 점막은 박테리아와 바이러스가 침투하지 못하도록 방광 벽을 보호해 줄 뿐만 아니라 소변이 방광 벽과 직접 접촉하지 않도록 막아 준다. 방광 벽이 소변과 직접 접촉할 경우 몹시 고통스럽기도 하고 염증과 감염으로 이어질 수도 있기 때문이다.

## 요도: 소변을 체외로 내보내는 미끄럼틀

소변 배출은 요도를 통해 이루어진다. 요도는 음경과 마찬가지로 방광 하단에 부착되어 골반저를 통과한 다음, 여성은 최종적으로 음핵 바로 위의 외음부에서 밖으로 나온다. 여성의 요도는 길이가 약 3~5센티미터 정도이고, 남성의 요도는 족히 20센티미터쯤 된다(맞다, 20센티미터는 일반적으로 현실에 부합한다).

요도는 외부가 근육층으로 둘러싸여 있으며 이 근육

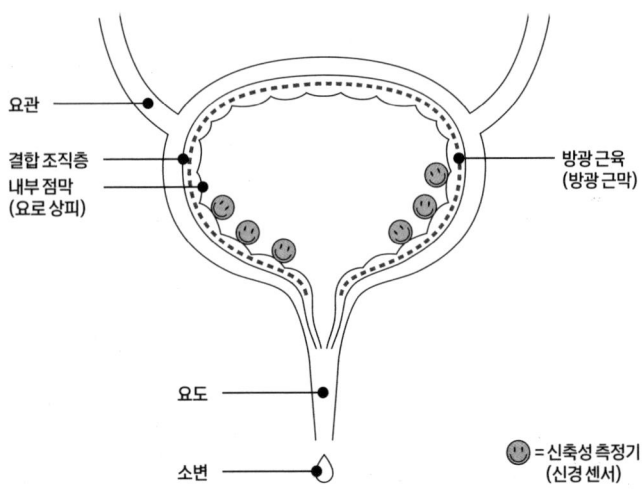

층은 다시 방광 근육, 골반저 근육과 결합된다. 소변 배출과 관련된 다른 모든 기관과 마찬가지로 요도 내부 역시 박테리아 접근을 차단해 주는 끈적끈적한 보호층에 감싸여 있다. 박테리아의 침입을 막지 못할 경우 사방에서 구박당하는 우리의 지인, 방광염이 등장하기 때문이다.

요도는 여성의 경우 단지 소변의 배출 통로로서의 기능만 수행하는 반면, 남성의 경우에는 또 다른 체액이 빠져나가는 통로로도 이용된다. 바로 정액이다. 정자를 운반하는 길이 요도와 합류하기 때문에, 요도를 통해서 정액이 체외로 빠져나가는—혹은 뿜어져 나가는—것이다. 그래서 일반적으로 남성의 요도를 정관이라고 부르기도 한다. 늘 궁금했으나 한 번도 묻지 못했던 것, 즉 배뇨와 사정을 동시에 하는 것은 해부학적으로 불가능하다.

## 괄약근: 신체의 문지기

방광 맨 아래쪽에 있는 두 개의 괄약근은 아무리 다급해도 자발적인 의사가 아니라면 단 한 방울의 소변도 새어 나가지 못하게 막는 기능을 수행한다. 일종의 문지기 같은 역할이다. 괄약근은 아무것도 안으로 들어오지 못하게 막는 것이 아니라 아무것도 밖으로 빠져나가지 않도록 제어해야 한다. 괄약근은 내괄약근과 외괄약근으로 분류할 수 있다.

내괄약근은 해면체 같은 정맥 조직으로서 방광과 요도 사이에 위치한다. 내괄약근이 활성화되면 요도 점막이 수축되어 요도가 닫힌다. 그럼 소변이 한 방울도 새지 않고 방광이 소변으로 가득 차게 된다. 거의 나사돌리개와 흡사한 방식이다. 방광에 소변이 가득 차서 배출할 준비가 될 때까지 방광을 틀어막고 있는 것이다.

외괄약근은 골반저와 경계를 이루는 요도 하부에 위치한다. 말하자면 소변이 체외로 나가기 전에 만나는 마지막 요새라 할 수 있다. 내괄약근과 달리 외괄약근은 우리가 마음대로 조였다 풀었다 할 수 있다. 방광이 가득 차면 내괄약근이 열리면서 소변이 약간 아래에 있는 요도 쪽으로 흘러가는데, 그것이 최소한 소변에 대한 압박감을 감소시켜 우리에게 시간을 벌어 준다. 그리고 드디어 소변을 볼 준비가 되면 우린 능동적으로 외괄약근을 연다. 그건 이런 뜻이다. 〈소변아, 잘 가, 좋은 여행 하도록 해!〉

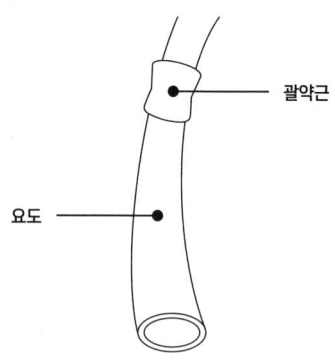

## 골반저: 모든 것을 떠받치며 지탱해 주는 일종의 모선(母船)

골반저는 세 개의 근육층이 격자 모양으로 짜인 복잡한 근육으로서, 치골 앞부분에서 뒤쪽에 있는 척추 하단까지 약간의 곡선을 그리며 연결돼 있다. 인간 유형과 비교해 보자면, 골반저는 모든 것에 긍정적이고 자신에게 주어진 과제를 기꺼이 받아들이는 그런 사람이라 할 수 있다. 고마운 거 아니냐고? 물론 골반저가 맡아서 하고 있는 일은 고맙다. 하지만 대체 골반저의 기능은 무엇인가? 우선, 골반저는 골반 아래에 보호막처럼 놓여 있는 근육으로서, 내부 장기들을 떠받치며 지탱해 준다. 또 그것만으로는 부족하다는 듯 꼿꼿하고 자신감 넘치는 자세를 유지시켜 줌으로써 자연스럽게 우리의 매력을 돋보이게 해준다.

이왕 매력이라는 말이 나왔으니 말인데, 골반저는 만족스러운 성생활을 위해서도 중요하다. 골반저근이 충분히 훈련되어 있을 경우 긴장과 이완을 적절히 수행함으로써 침대에서 더 많은 즐거움과 강력한 오르가슴을 느낄 수 있다.

그 이외에 괄약근이 제대로 작동하도록 관리하는 것도 골반저의 역할이다. 골반저근 조직은 방광이 충분한 소변을 모을 수 있도록 요도를 밀폐시킨다. 그러다 수용체가 방광을 비우라는 신호를 보내면 비로소 근육이 느슨해지고 괄약근이 이완되어 소변이 밖으로 흘러나올 수 있다. 그 과정이 순조롭게 진행되면, 즉 소변 배출에 성공하면 우리는 만족감을 느끼고 마음이 편해진다(〈편해진다〉는 단어의 가장 진솔한 의미 그대로다). 그런 다음 골반저가 다시 긴장하면 소변 모으기가 다시 처음부터 시작된다.

또한 잘 훈련된 골반저는 요실금도 막아 준다. 외괄약근을 더 잘 통제할수록 확실히 소변을 더 오랫동안, 그리고 더 확실하게 보관할 수 있다. 골반저가 약하고 훈련이 잘 안 돼 있을 경우에는 확실히 소변을 잘 보관하지 못한다. 재채기나 기침만 살짝 해도 소변이 새어 나올 수 있는 것이다.

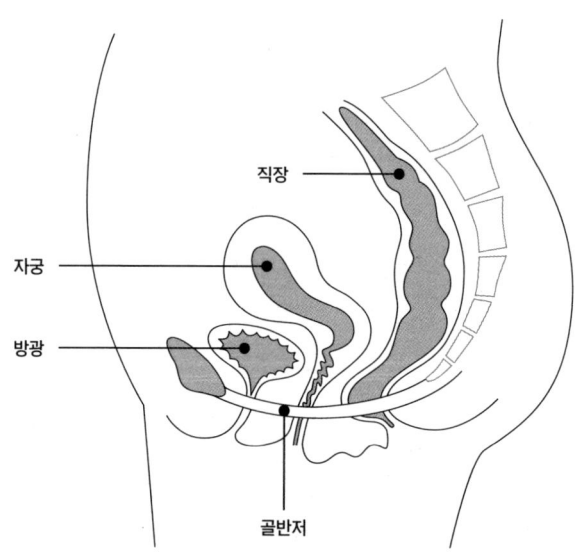

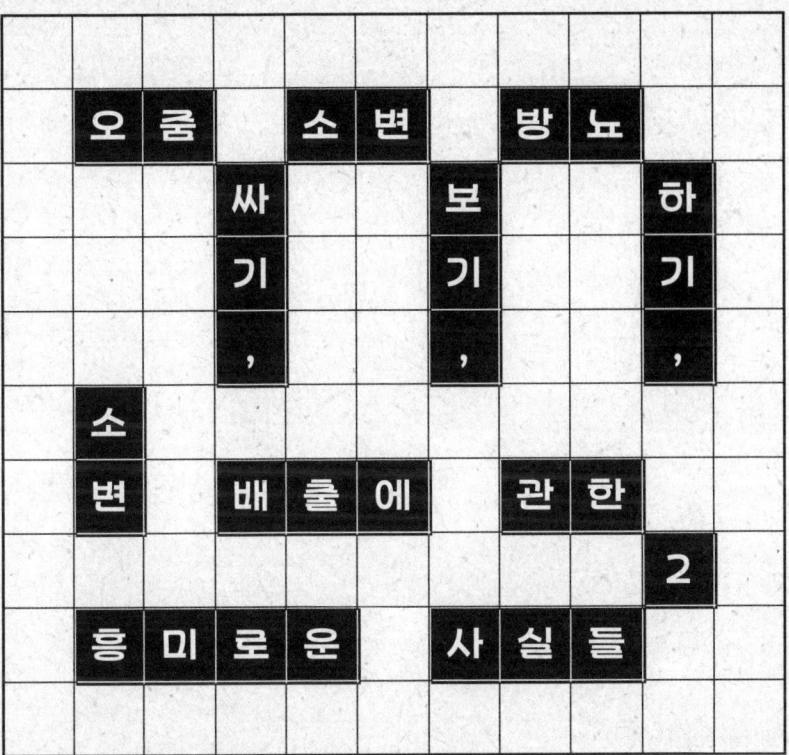

오줌 소변 방뇨 싸기, 보기, 하기, 소변 배출에 관한 2 흥미로운 사실들

화장실에서 누구는 좋아하는 잡지를 읽고, 누구는 숫자 퍼즐을 맞춘다. 또 어떤 경우에는 데이트 앱을 켜거나 콧구멍을 후비기도 한다(이 두 가지 행동은 어쩌면 동시에 일어날 수도 있다). 반면에 소변을 보는 동안 나는 대체 내 몸에서 무슨 일이 벌어지고 있을까를 생각한다. 위에서 언급한 행동들보다 이게 훨씬 더 흥미진진하다.

## 물의 행진, 소변이 배출되기까지

두 시간 전쯤에 1리터짜리 사과 탄산 주스를 한 병 마셨다 치자. 그럼 지금쯤 당신의 뱃속에서는 그 주스로 인해 무슨 일이 벌어지고 있을까? 아마 주스는 식도를 지나 위에 도달한 다음 다시 장으로 들어갔을 것이다. 그리고 주스의 일부는 이미 장 점막을 통해 혈액에 흡수된 다음 전신으로 퍼져 나갔을 것이다. 그 과정에서 혈액은 영양소를 전신에 나누어 주고 독소를 받아들이는데, 그것은 언젠가 신장에 도달한다. 신장은 노폐물을 걸러 내 혈액을 깨끗하게 정화한 다음 맨 마지막으로 그것을 소변으로 가공한다. 그리고 마침내 소변은 요관을 통해 방광에 도달한다.

 방광에서는 신축성 근육의 센서가 점차 증가하는 방광 벽의 긴장도를 측정하다가 소변이 일정 정도 이상 차면 우리 뇌에 신호를 보낸다. 〈이봐 대장, 소변이 서서히 차고 있어. 제일 가까운 화장실이 있는 쪽으로 가도록 해.〉 하지만 이 신호는 아주 약하기 때문에 그것을 인지조차 못하는 이들도 많다. 사람들 대부분은 방광이 약 절반 정도 찼을 때 비로소 그 신호를 본격적으로 느낀다. 방광이 약 70퍼센트 정도 차면 일반적으로 마음이 급해진다. 이 시점에서 화장실에 갈 수도 있다. 하지만 꼭 가야 하는 것은 아니다. 방광이 90퍼센트 정도 찼을 때 우리는 비로소 〈나는-지금-당장-화장실에-가야-해〉라는 느낌을 받게 되고, 서둘러 조용한 장소를 찾아 나선다. 알아두면 좋은 정보! 이 모든 과정이 진행되는 동안 신장은 새로운 소변의 생산을 중단한다.

방광에 소변을 저장하고 배출하는 과정은 전체적으로 자율 신경계의 조정을 받는다. 마치 자동 조정 장치에 의한 것처럼 진행되므로 우리 자신은 그 과정에 아무런 영향도 미칠 수 없다는 뜻이다. 자율 신경계는 교감 신경과 부교감 신경의 두 가지 경로로 나누어진다. 이 용어들만으로는 이 두 신경계가 얼마나 멋진 역할을 하는지에 대해 아무것도 알려 주지 않는다.

교감 신경계는 자율 신경계의 활동적인 부분으로, 방광이 소변을 적절하게 수집할 수 있도록 하는 역할을 수행한다. 이는 괄약근을 닫힌 상태로 유지하는 동시에 방광 근육을 이완시킴으로써 가능하다. 소변의 양이 방광이 수용할 수 있는 최대치에 도달하면 우리의 뇌는 소변을 배출하라는 지시를 내려보냄으로써 배뇨 반사가 촉발되는데, 이것을 담당하는 것이 바로 휴식 신경인 부교감 신경이다. 부교감 신경은 교감 신경계와 정확히 반대되는 기능을 수행한다. 즉 방광 근육을 수축시키는 동시에 내괄약근을 열어 배뇨 충동을 더욱 강화시킨다.

하지만 겁먹을 필요 없다. 그럼에도 불구하고 지금 당장 바지에 오줌을 지리는 일은 없다. 우리한테는 두 개의 괄약근이 있어 소변이 새는 것을 막아 주기 때문이다. 우리가 직접 조정할 수 있는 외괄약근을 팽팽하게 조이면 요의를 어느 정도 참을 수 있다. 그러다 소변을 배출하기에 적절한 장소를 찾아내면 방광 근육이 수축되면서 소변을 밖으로 배출한다. 자, 보라. 드디어 우리가 소변을 본다. 대단하지 않은가!

우리가 마신 사과 탄산 주스는 모든 과정을 거쳐 소변으로 배출되기까지 두 시간쯤 걸렸다. 하지만 방광이 전부 비워진 것 같은 느낌이 든다 해도 실제로는 완전히 비워진 게 아니다. 일반적으로 약 10밀리리터 정도의 소변이 방광에 남아 있다.

사소하지만 재미있는 사실! 소변을 보는 동안 우리는 숨을 멈춘다. 왜냐고? 방광을 더 압박하기 위해서다. 방광을 더 빨리 비우기 위해서는 복부에 더 많은 수축이 일어나야 하기 때문이다. 이때 잠시 동안 호흡을 멈출 때 배와 가슴 사이를 분리하는 횡격막이 도움이 된다. 모든 일이 순조롭게 진행되면 우리는 다시 숨을 고르고 정상적으로 호흡을 계속할 수 있다. 하지만 이 과정은 너무 일상화되었기 때문에 실제로 우리는 이를 전혀 알아차리지 못한다.

## 화장실에서 올바르게 일 처리하는 법

이 힘든 과정이 원활하게 진행되도록 하려면 우리는 어떻게 해야 할까? 그 문제라면 의학자 줄리아 엔더스가 이미 『이토록 위대한 장』이라는 책에서 잘 설명해 놓은 바 있다. 하지만 소변볼 때 유념해야 할 사항이 몇 가지 더 있다. 맞다, 그럴 때는 항상 빨리 걸어가야 한다는 것, 그래야 실제로 그 문제에 대해 전혀 생각하지 않게 된다는 것쯤은 나도 알고 있다. 하지만 생각해야 할 일이라면 그냥 생각하면 된다. 그럼에도 불구하고 소변볼 때는 몇 가지 사항에 유념해야 한다. 안 그러면 일상생활에서 너무나 빈번히 잘못 행동할 수 있기 때문이다.

우선 어느 비뇨기과 전문의한테서 들은 팁 하나로, 이건 아주 쉽게 떠올릴 수 있는 사항인데도 평소 전혀 생각하지 못하는 것이다. 바로 소변보기 전 손 씻기다. 하루 동안 우리가 손으로 접촉하는 것이 얼마나 많은가. 그런데 이 더러워진 손으로 우리의 음부를 건드린다고? 그럴 경우 박테리아나 바이러스, 혹은 피부 사상균 같은 것이 들러붙는다

해도 놀랍지 않다. 그러니 소변을 보기 전에 반드시 먼저 손을 깨끗이 씻도록 하라.

또 가능하면 변기에 편안한 자세로 앉도록 하라. 발은 서로 평행한 상태로 바닥에 느슨하게 내려놓는다. 두 무릎은 서로 딱 붙이지 말고, 골반 너비 정도로 자연스럽게 벌린다. 상체는 똑바로 세워야 한다. 상체를 곧게 펴되 허리가 굽어지지 않도록 주의하라. 그 자세가 잘 안 나오면 차라리 몸을 앞으로 살짝 기울이는 편이 더 낫다. 다만 아주 살짝만. 그리고 요도가 소변 배출에 최적인 자세를 취함으로써 소변이 불필요한 곡선이나 굴곡을 따라 흐르지 않고 제대로 흘러내리도록 유의해야 한다.

이때 몸의 무게 중심은 골반저 뒤쪽에 있어야 한다. 이때 팔은 자유롭게 움직일 수 있다. 예를 들어, 팔을 양옆으로 쭉 뻗을 수도 있고 머리에 올려놓을 수도 있으며, 마돈나의 노래 「보그」에 맞춰 춤을 출 수도 있다. 긴장을 풀 수만 있다면 뭐든 허용된다는 뜻이다. 내가 추천하고 싶은 것은 그냥 평범하게 허벅지에 두 손을 올려놓는 것이다. 긴장을 풀고 똑바로 앉아 있다면 소변 배출이 순조롭게 이루어진다.

절대 세계 챔피언이라도 된 양 누르거나 압박을 가하지 말 것! 소변보기는 속도 경주가 아니며, 전희 없는 섹스도 아니다. 당신 자신과 당신 골반저의 긴장을 푼 다음 소변을 보기 시작하라. 압박을 가한다고 해서 소변 배출을 더 촉진할 수 없다. 그럴 경우 촉진은커녕 방광과 자궁과 직장이 아래쪽으로 눌리게 되는데, 그것은 장기적으로 골반저에 해를 입히고 장기들의 위치를 아래쪽으로 밀려나게 만든다. 그러니 절대 서두르면 안 된다.

황금의 샘이 느리지만 확실하게 다 마르면 이제 중요한 것은 제대로 소변 배출을 마무리하는 것이다. 이때 중요한 것! 남아 있는 소변을 마저 밖으로 배출해야 할 것 같은 기분이 들어도 절대 압박을 가하지 않는 것이다. 차라리 똑똑 떨어지는 소변이 더 이상 안 나올 때까지 느긋하게 기다리는 게 더 낫다. 그런 다음 휴지로, 혹은 (선반에 두루마리 화장지가 없을 때에는) 비데로 마무리한다. 이때 아주 중요한 것은 앞쪽에서 뒤쪽으로 닦아 내는 것이다. 그렇지 않으면 장내 세균이 항문에서 요도로 이동하여 방광에 심한 염증을 유발할 위험이 있다.

화장실에서 다음번 볼일을 잘 처리할 수 있도록 다시 한번 올바른 소변보기가 어떻게 진행돼야 하는지 짧지만 매우 정교한 지침을 제시하겠다.

추신: 화장실에 들어가기 전에 이 지침을 숙지하라.

### ⚠ 올바른 소변보기

- 손을 씻는다!
- 긴장을 이완시키는 자세를 취한다.
- 두 발은 바닥에 내려놓고, 무릎은 골반 너비로 벌린다.

- 똑바로 앉아서 몸을 앞으로 살짝 기울인다.
- 무게 중심은 골반저 뒤쪽에 둔다.
- 소변볼 때 절대 (절대!) 압력을 가하지 마라.
- 마지막 소변 방울이 다 나올 때까지 기다려라.
- 휴지로 밑을 닦을 때 앞쪽에서 뒤쪽 방향으로 닦는다.
- 변기의 물을 내린다!
- 그리고 다시 한번 손을 씻는다.

## 왜 우리는 갈증을 느끼면 뭔가를 마셔야 할까?

글을 계속 읽기 전에 모두 컵에 물을 채워 꿀꺽 마셔 보자. 우리 모두를 위해 건배! 충분한 수분 섭취는 우리에게 몹시 중요하다. 우리 인간은 50퍼센트 이상이 수분으로 구성되어 있다. 아무 이유 없이 수분을 보관하고 있는 것이 아니라 나쁜 시기를 대비하기 위해 그런 것이다. 그렇다고 해도 우리는 낙타가 아니다. 우리 몸은 수많은 과제와 기능을 수행하기 위해 수분이 꼭 필요하다. 수분은 혈액을 통해 세포에 영양소와 산소를 공급해 주고, 신진대사를 통해 생성된 노폐물을 배설 기관까지 운반해 독소가 배출되도록 도와주는 등 인체의 각종 장기가 최적의 기능을 수행하도록 해준다. 또 수분은 땀의 주요 성분으로서 발한과 증발 등을 통해 우리 몸을 식혀 줌으로써 체온을 일정하게 유지시켜 준다. 따라서 충분한 수분 섭취는 우리에게 몹시 중요하다.

모든 장기가 최적의 상태에서 작동하게 하려면 하루에 적어도 1.5리터의 물을 섭취해야 한다. 물론 우리는 갈증을 느낄 때만 물을 섭취하는 것이 아니다. 사실 갈증을 느꼈을 때는 이미 때가 늦었다. 체액의 입장에서는 불꽃을 아껴야 하는 상황에서 비로소 갈증을 느끼는 것이다. 갈증은 간뇌에 있는 특별한 센서들에 의해 작동하는데, 수분을 아끼기 위해 뇌하수체(골밑샘)에서 짧고 간단하게 줄여서 ADH라 부르는 항이뇨 호르몬이 분비된다. ADH는 신장에 소변을 덜 배출하라는 신호를 보낸다.

날이 덥거나 육체적으로 힘든 일을 할 때 물을 더 많이 마시는 것은 당연하다. 발열, 구토, 설사, 염분과 단백질 함량이 높은 음식 역시 수분 섭취량을 증가시킨다. 지금〈아, 나는 오늘 온종일 사무실 책상에 앉아 거의 움직이지도 않았는데……〉라고 생각하는 사람들 역시 물을 충분히 마셔야 한다. 설사 몸을 움직이지 않았더라도 우리 몸에서는 하루에 약 2.5리터의 수분이 사라진다. 그중 0.5리터는 숨만 쉬어도 사라지고, 1.5~2리터는 소변으로 배출된다. 나머지는 대변과 땀으로 사라진다.

실제로 수분을 너무 적게 섭취하면 우리 몸에서 무슨 일이 벌어질까? 일단 혈액이 더 끈적끈적해지고, 그로 인해 혈액의 흐름이 느려진다. 냄비에 죽을 끓일 때처럼 서서히 농도가 걸쭉해지면서 유연성이 떨어지는 것이다. 그럼 영양분과 산소가 세포까지 더 천천히 전달되고 노폐물도 더 천천히 배출된다. 몸이 더 굼떠지고, 집중력이 더 떨어지며, 피곤을 더 잘 느끼고 짜증이 더 심해진다. 그런데도 계속해서 물병 잡기를 거부하면 우리 몸은 극도로 건조한 입으로 우리에게 감사를 표할 것이다. 그게 구역질 나는 입냄새로 이어진다는 것쯤은 충분히 예상할 수 있다.

그런데도 아직 물을 안 마시는 사람은 구취로 주변 사람들을 괴롭힐 뿐만 아니라 두통, 순환기 장애, 체온 상승 등의 증상도 동반한다. 아주 드물기는 하지만 혼란에 빠지거나 뇌에 오작동이 발생할 수도 있다.

이제 체액 부족은 반드시 복구해야 한다는 사실을 깨닫고 서둘러 물 한 병을 마셨다고 해서 10분 후에 몸이 다시 정상으로 돌아올 거라고 기대할 수는 없다. 모든 것이 다시 정상적으로 작동하고 두통이 사라지고 우리 몸이 최고의 성능을 회복할 때까지는 하루 정도 걸릴 수 있다. 따라서 그런 지경에 이르지 않으려면 항상 물 한 병을 지니고 다녀야 한다.

## 실제로 얼마나 자주 화장실에 가는 게 정상일까?

이건 아주 중요한 질문이다. 하지만 유감스럽게도 정확하게 답변할 수 없는 문제이기도 하다. 물론, 우리 인간은 각기 다르게 구성되어 있으며 방광 또한 똑같이 작동하지 않는다. 하지만 일반적으로 우리는 방광을 통해 하루 약 1,000~2,000밀리리터의 소변을 배출하며, 화장실에 한 번 갈 때마다 약 200~400밀리리터의 소변을 본다. 물론 우리가 얼마나 자주 화장실에 가야 하는지는 우리가 섭취하는 수분의 양에 따라 달라진다. 의사들에 따르면, 하루에 1.5~2리터 정도의 물을 마시면 하루에 적어도 네 번쯤 화장실에 가야 한다. 만약 그보다 더 자주 화장실을 찾게 만드는 방광이라면 우리 몸에서 하루에 2,000밀리리터 이상의 소변이 생산된다는 뜻이고, 전문가들은 그런 경우를 다뇨증이라 부른다. 방광에 도달하는 소변량이 하루에 겨우 400~500밀리리터에 불과한 경우도 있는데, 그럴 경우 소변 감소증이라 부른다. 소변 배출량이 그보다도 적으면, 즉 하루에 겨우 100밀리리터 정도밖에 안 되면 그건 무뇨증이라 부른다.

자, 이제 소변에 대한 기초적인 내용들을 설명했다. 물론 소변보기 게임에서는 또 다른 것들이 중요한 역할을 한다. 〈무엇을 마셨는가? 무엇을 먹었는가? 육체적인 활동을 했는가, 그리고 땀을 흘렸는가? 신체적으로 건강한가?〉

수분을 많이 섭취하면 확실히 화장실에 더 자주 가야 한다. 하지만 그것만큼 중요한 게 바로 무엇을 마셨느냐 하는 것이다. 트리거가 되어 우리의 방광을 자극하는 몇 가지 음료가 있다. 예를 들어 내 경우에는 커피가 트리거다. 녹차나 콜라도 마찬가지다. 이런 음료가 화장실을 더 자주 찾게 만드는 이유가 뭘까? 그런 음료들은 혈액 순환을 촉진하고 뇌를 일깨워 최고의 성능을 발휘하도록 자극할 뿐만 아니라 우리의 소중한 신장도 활성화하기 때문이다. 즉, 그 음료에 포함된 카페인 성분이 혈액 순환을 촉진하고, 그로 인해 더 빨리, 그리고 더 많이 소변을 생산하게 된다. 하지만 커피가 우리 몸에서 더 많은 수분을 빼앗아 간다는 것은 사실이 아니다. 예전에는 그렇게 생각했지만 허황된 이야기다.

이런 음료들 외에도 확실히 이뇨에 영향을 미치는 식품들이 있다. 아스파라거스가 대표적이다. 일단 아스파라거스는 성분의 90퍼센트가 수분이므로 이를 먹으면 우리의 체액 저장소를 가득 채우게 된다. 또한 아스파라거스에는 아스파라거스산과 칼륨이 함유되어 있는데, 이들 성분은 신장의 활동을 자극할 뿐 아니라 소변 생산과도 연관이 있다.

아보카도와 토마토, 오이, 오렌지 역시 칼륨 성분을 함유하고 있어 소변의 트리거가 될 수 있다. 이 경우에도 몸이 이 식품들을 처리하는 방식에 따라 상황이 달라진다. 밥 때문에 화장실을 자주 찾는 사람도 있다고 한다.

하지만 우리가 하루에 땀을 얼마만큼 흘렸는지도 중요하다. 만약 땀으로 수분을 많이 빼앗겼을 경우 신장은 우리 몸이 여전히 제대로 기능할 수 있도록 몸에 더 많은 수분을 보유해야 한다. 땀을 더 많이 흘릴수록 방광을 비우는 횟수가 줄어들어야 하는 것이다. 그렇기 때문에 신체 활동이 활발하거나 기온이 높을 때는 항상 물을 충분히 마시는 것이 중요하다.

그런데 그보다 더 중요한 것이 바로 우리의 건강이다. 만약 어떤 병을 앓고 있거나 특정 약을 복용하고 있다면? 우리를 더 자주 화장실로 달려가게 만드는 몇 가지 질병이 있다. 예를 들어 당뇨병이나 갑상샘 항진증, 심부전 같은 질병이다. 이런 질병들은 병원에서 소변 검사와 혈액 검사를 통해 알아낼 수 있고, 병에 맞는 적절한 처치를 할 수도 있다. 그 외에도 복용하고 있는 어떤 약이 이뇨 작용을 촉진해 배뇨 충동을 강화시킬 수 있다. 따라서 약 포장지에 적힌 부작용을 확인하고, 믿을 만한 의사나 약사에게 문의해 보기 바란다.

## 너무 자주 소변을 본다고?
## 당신이 화장실을 자주 가야 하는 이유들

동료들이 다정한 목소리로 당신을 노루오줌 꽃이라고 부른다. 당신은 단골 미용실의 화장실 환경미화원 이름을 알고 있으며, 제일 가까운 공중화장실이나 (이용 가능한) 화장실이 어디 있는지도 안다. 물론 당신은 아주 빈번하게 화장실을 들락거린다. 대체 그 이유가 뭘까? 특별한 이유 없이 다른 사람들보다 더 자주 화장실에 가야 하는 사람들이 있다. 앞에서도 말했듯이, 의사들은 그걸 다뇨증이라 부른다.

의학적인 원인이 전혀 없다면 소변을 자주 보는 것은 나쁠 것이 없다. 아니, 정반대다. 소변을 자주 볼수록 요로의 세척이 더 자주 이루어지고, 덕분에 세균 감염이 발생할 가능성이 줄어든다. 수분을 더 많이 섭취하는 경우 다른 사람들보다 더 자주 소변을 보는 것이 당연하다. 하지만 소변을 많이 보는 것은 좋지 않은 이유, 무엇보다 건강에 해로운 다른 원인이 있을 수 있다.

**신경이 예민한 경우**

혹시 면접을 앞두고 있나? 강연이나 중요한 미팅이 잡혀 있나? 그런데 하필 방광이 10분에 한 번씩 압박 신호를 보낸다. 그럴 때 당신의 방광을 탓하지 마라. 어쩌면 방광도 당신과 마찬가지로 대범하게 넘길 수 없는 엄청난 압박감에 시달리고 있을지 모른다. 왜냐하면 방광은 중추 신경계(척수와 뇌)와 말초 신경계에 의해 조절되므로 두려움과 긴장, 스트레스의 영향도 받는 것이다. 취업 면접 등이 우리를 종종 조용하고 작은 장소를 찾게 만드는 이유는 더 많다. 방광은 영혼의 거울이다.

**현재 방광염을 앓고 있거나 과거 방광염에 걸린 적이 있는 경우**

방광염은 대부분 화장실을 자주 찾게 되고 배뇨가 지극히 고통스럽다는 사실을 깨달으면서 알게 된다. 하지만 〈아무 이유 없이〉 화장실에 유난히 자주 가야 하는 것일 수도 있다. 이러한 고통은 전형적인 방광염이라고 진단 내리기가 쉽지 않다. 따라서 만약 수분 섭취량을 동일하게 유지했음에도 배뇨 시, 즉 소변볼 때 어떤 변화를 감지했다면 주의 깊게 관찰하고, 필요하다면 여성 전문의를 찾아가 검사를 받아봐야 한다. 주의할 점은 염증이 가라앉은 후에도 방광으로 인해 화장실에 더 자주 가게 될 수 있다는 점이다. 그건 소위 건강 염려증과 연관이 있을 수 있으며, 방광염을 앓는 동안 화장실에 대해 너무 생각을 많이 했고, 방광의 지속적인 테러에 공포를 느꼈기 때문에 이제 실제로도 화장실에 더 자주 가야 하는 것이다.

**마음이 불편하고 과도한 스트레스에 시달리는 경우**
〈방광이 울고 있다〉는 말이 있다. 피부와 내장, 머리카락과 마찬가지로 방광 또한 영혼의 거울로서, 당신한테 무언가 잘못되었음을 경고할 수 있다. 혹시 스트레스가 너무 많은가? 실제로는 마음속에 불만이 가득한데 그것을 은폐하고 싶은가? 모든 게 힘에 부쳐 더 이상 감당할 수 없는가? 그럴 경우 방광은 과도한 활동으로 당신에게 그 사실을 알린다. 우리가 느끼는 압력은 방광 주변 조직이나 골반저 전체에 경련을 야기하고, 그 결과 방광은 더 자주 수축된다. 이럴 때는 적절한 이완 운동이 도움이 된다. 그렇지 않다면 여성 심리학자를 찾아가는 것을 고려해 봐야 한다. 방광의 그런 행동은 어쩌면 당신의 삶에서 무언가 잘못되었으며 변화가 시급하다는 것을 알려 주려는 것일 수도 있다.

**당신의 방광이 워커홀릭인 경우**

이건 〈당신은 지금 과민성 방광에 시달리고 있어요〉라는 말로 바꿀 수도 있다. 몹시 유감스럽게도, 교대 근무제인 방광이 연속 근무까지 하면서 지속적으로 압박을 가하는 이유는 아직까지 거의 연구되지 않았다. 하지만 대부분은 방광이 가득 찼다는 사실을 뇌에 전달해 주는 방광 벽의 수용체가 제대로 작동하지 않았기 때문이다. 방광이 아주 조금밖에 안 찼는데도 수용체가 경보를 울리는 바람에 방광이 절반쯤 찼을 때부터 당신은 벌써 상당히 불쾌하고 완전히 부적절한 압박을 느끼게 된다. 맞다, 경우에 따라서는 이 압박이 너무 심해서 당신은 (더 정확히 말하면 당신의 괄약근은) 더 이상 버티지 못하고 소변을 흘려보내게 된다. 자신의 방광이 과민하다고 느낀 적이 있다면 꼭 여성 비뇨기과 전문의를 찾아가 검사를 받아 보도록 하라. 의사는 다양한 검사를 통해 당신의 방광이 지나치게 부지런한 탓에 변이되었는지, 그리고 그 이유와 그걸 막기 위해 당신이 취할 수 있는 조처들을 알려 줄 것이다.

**임신 중인 경우**

당신의 마지막 생리는 언제였나? 피임은 제대로 했나? 아니다, 이건 예정에 없던 임신에 대한 두려움을 자극하려고

꺼낸 질문이 아니다. 하지만 빈번한 소변 배출은 확실히 임신 초기의 증상일 가능성이 매우 높다. 왜냐고? 우선, 그건 당신의 몸이 아기를 낳을 준비를 하도록 만드는 호르몬 때문이다. 임신 초기에 다량으로 방출되어 난포, 즉 수정란의 착상을 촉진하는 성호르몬인 프로게스테론은 근육을 이완시키기 때문에 방광 조직에 영향을 미친다. 또한 모든 장기에 혈액 공급이 더 원활히 이루어지고, 그로 인해 신장에서 더 많은 소변이 생산된다.

**호르몬이 미친 듯이 장난을 치는 경우**

우리 몸에서 일어나는 증상들 가운데 실제로 호르몬과 연관되지 않은 것이 있던가? 흠, 답변하기 어렵다. 당신이 생리 중에, 또는 생리 전이나 후에 화장실에 더 자주 가야 하는지 주의 깊게 살펴보라. 이때 황체 호르몬인 프로게스테론이 분비되는데, 그 호르몬은 우리의 방광에 영향을 미친다. 이미 귀찮은 폐경기에 접어들었다면 잦은 배뇨는 당신 몸에서 에스트로겐 분비가 줄어든 탓일 수 있다. 그로 인해 방광이 소변 속 자극 물질에 더 취약해진 것이다. 그리고 우리는 다시 화장실에 더 자주 가야 한다. 이런 때는 필요한 지점, 즉 요도와 방광에서 정확히 작용 물질을 방출하는 호르몬 좌약이 해결책이 될 수 있다.

**당뇨를 앓고 있는 경우**

안타깝게도 10분마다 화장실에 가야 하는 〈무해한〉 요구의 배경에 더 심각한 질병이 숨어 있을 수도 있다. 바로 당뇨병이다. 그러니 피곤함을 느끼고, 탈진하고, 체중이 감소한 때에는 담당 의사를 찾아가 검사받아야 한다. 실제로 당뇨병의 증상 가운데 하나는 배뇨 증가다. 이는 혈액 검사나 소변 검사를 통해 신속하게 확인할 수 있다.

**특정 약을 복용하는 경우**

이른바 이뇨제라고 불리는, 소변 배출에 영향을 미치는 특정한 약들이 있다. 예를 들어 고혈압이나 부종에 이런 약이 처방된다. 하지만 이뇨제 외에도 배뇨를 자극하는 성분을 함유하고 있는 약을 복용하는 중일 수 있다. 약 포장지에 적혀 있는 내용들을 주의 깊게 읽어 보는 것이 가장 좋다.

## 방광과 배뇨 충동을 자극하는 식료품

당신이 섭취하는 음식이 바로 당신이고, 당신이 배설하는 소변이 바로 당신이다. 실제로 배뇨 충동을 더 강화시키는 음식과 음료가 몇 가지 있다. 방광이나 다른 기관이 감염됐을 경우, 또는 박테리아를 빨리 몸 바깥으로 씻어 내고 싶을 경우에는 그런 음식이나 음료가 꽤 도움이 될 수 있다. 반면 당신이 어딘가로 이동 중이거나 사무실에서 일하고 있을 때 20분마다 조용한 곳을 찾아 나서야 한다면 당연히 몹시 짜증 나고 불쾌할 것이다. 당신의 적을(어쩌면 친구일 수도 있다) 잘 알 수 있도록 소변 배출을 자극하는 가장 흔한 식료품들을 열거해 보겠다.

**커피와 콜라**

커피는 화장실에 들릴 시간도 없이 장거리 운전을 해야 할 때 최후의 적이다. 커피 석 잔을 연달아 마신 다음 30분마다 화장실에 가지 않고 버틸 수 있는 사람은 아마 없을 것이다. 그런데 대체 그 이유는 뭘까? 카페인이 우리 몸의 수분을 앗아 간다는 가설은 이미 오래전에 무너졌다. 하지만 카페인은 스트레스 호르몬인 아드레날린과 코르티솔을 자극하여 심장이 더 빨리 뛰게 만들고 맥박 수를 높임으로써 혈관을 확장시킨다. 그럼 신장 혈관도 확장되어 더 빠르고 효과적으로 작동하게 되고 그 결과 소변이 더 많이, 그리고 더 빨리 만들어진다.

**탄산**

맞다, 탄산은 음료가 아니다. 하지만 이뇨 작용을 자극하는 음료에서 탄산을 빼서는 안 된다. 왜냐고? 탄산, 혹은 예전에 우리 자매들이 늘 부르곤 했던 이름인 청량음료는 방광 점막(요로 상피로 덮여 있는, 방광의 가장 안쪽 층)을 자극

한다. 혹시 이미 필요 이상으로 자주 화장실을 찾게 만드는 과민성 방광으로 고통받고 있다면 탄산수 대신 정수기 물을 주문하도록 하라.

**알코올**

두 잔째 샴페인 잔을 입에 대자마자 기분 좋은 취기가 올라오면서 동시에 당신의 방광도 신호를 보낸다. 어떻게 이럴 수가? 아니 벌써? 물론 방광에는 아직 소변이 많이 안 찼을 수도 있다. 하지만 우리 몸은, 특히 진짜 일벌레인 신장은 알코올의 독소를 최대한 빨리 시스템 밖으로 배출하기 위해 압박 강도를 높인다. 또한 알코올에는 일반적으로 탄산이 포함되어 있어 배뇨 충동이 강해진다.

하지만 진짜 이유는 항이뇨 호르몬인 ADH 때문이다. 아니, 사실은 ADH의 결핍 때문이다. ADH는 뇌에서 생산되는 호르몬으로, 우리 몸의 수분 대사를 맡고 있다. 1장에서 설명한 바와 같이 신장은 여과 과정 중 1차 소변에서 수분을 추출하여 몸으로 되돌려 보낸다. 그런데 술을 마시면 ADH 생산에 제동이 걸린다. 그 결과 신장은 더 적은 수분을 되돌려받게 되고, 더 많은 수분이 2차 소변, 즉 완성된 소변으로 들어가 방광을 추가로 채운다. 게다가 이것은 수분으로 인해 매우 희석된 소변이다. 알코올이 섞인 소변이 누런색이 아니라 거의 투명한 흰색으로 보이는 이유가 바로 이 때문이다. 우리 몸이 ADH가 충분히 생산되지 않는다는 것을 알아차리는 데는 시간이 걸린다. 배뇨 충동이 더욱 갑작스럽고 격렬하게 일어나는 이유는 바로 이 때문이다.

혹시 그 무시무시한 〈소변 무한 루프〉에 대해 알고 있는가? 알코올의 영향으로 첫 번째 요의에 굴복하자마자 스멀스멀 올라오는 배뇨 충동이 끝없이 반복되는 현상 말이다. 나중에 20분에 한 번씩 화장실로 뛰어가지 않으려면 첫 배뇨 충동을 최대한 오랫동안 참아야 한다는 말이 사실일까? 정확한 사정은 이렇다. 알코올 섭취가 증가하면 우리의 뇌는 깜빡 잠이 든다. 이때 방광을 담당하는 자율 신경계 역시 맥주와 와인, 보드카 소다, 혹은 당신이 즐겨 마시는 어떤 알코올 성분으로 인해 가벼운 무아지경 상태에서 잠들어 있다. 물론 자율 신경계는 방광이 가득 찼다는 사실을 인지하고 신호도 보내지만, 방광을 즉시 비워야 한다는 직접적인 지시를 내리지는 않는다.

그런데도 방광에서 뭔가 통증을 느낀 우리가 화장실로 달려가면 우리 몸은 다시 방광의 존재를 인식하고 방광을 비워야 할 필요성을 깨닫는다. 다음과 같은 모토에 충실한 것이라 할 수 있다. 〈맞아, 뭔가 문제가 있었어······. 이제부터는 방광이 다시 규칙적으로 소변을 배출할 거야. 아니, 반드시 그렇게 해야만 해.〉 우린 그런 식으로 방광을 슬쩍 부추기는 것이다. 그러니 술을 마실 때는 제발 당신의 뇌에 부탁해서 화장실에 가는 것을 최대한 미루도록 하라.

**자극적인 향신료**

일반적인 양념은 간이 너무 심심하게 느껴져 믿을 만한 인도 식당이나 중국 식당에서는 늘 아주 자극적인 맛을 주문하는가? 그렇다면 방광이 당신과 함께 테이블에 앉아 있지 않은 것을 다행으로 생각하라. 왜냐하면 방광은 매운 음식을 싫어하기 때문이다. 일반적으로 양념이 지나치게 강한 음식은 소변을 산성화시키고, 그것은 방광 점막을 자극한다.

**아스파라거스, 오이, 아보카도 등의 채소**

이런 종류의 채소는 다양한 이유로 이뇨제 역할을 한다. 일단 이런 채소는 수분을 아주 많이 함유하고 있으므로 먹는 것만으로도 이미 상당한 양의 수분을 섭취하게 된다. 또한 이 채소들은 체내 수분 조절에 중요하고, 수분 배출과 이뇨 작용에 영향을 미치는 칼륨의 대규모 공급자이기도 하다.

**설탕**

설탕 애호가 여러분, 이제부터 강해져야 한다. 우리가 사랑하는 설탕조차도 소변 균형에는 좋지 않다. 혈당이 상승하면 우리 몸은 여분의 당을 소변으로 배출하려 한다. 당을 과다 섭취한 이후 화장실에 더 자주 가야 하는 것은 분명하다. 이는 결국 우리로 하여금 더욱 갈증을 느끼게 만들고 방광을 소변으로 가득 채우게 유도한다. 화장실 악순환에 빠진 것을 진심으로 환영하는 바다! 사소한 위안거리를 하나 말하자면, 그렇게 되기 전에 당신은 이미 엄청난 양의 젤리곰과 초콜릿, 그리고 쿠키를 먹었다는 것이다.

**소변을 산성화하는 식료품**
당신이 더 자주 화장실에 가야 하는 이유는 당신의 소변이 화가 났기 때문이다. 이것을 진지한 표현으로 바꾸면 다음과 같다. 소변은 산성도가 높을수록 방광 벽을 더 자극하고, 그 결과 더 자주, 그리고 더 급하게 화장실에 가야 한다. 소변을 산성화하는 식료품은 치즈나 달걀처럼 단백질이 풍부한 제품을 비롯해 소시지, 국수, 빵, 콜라 같은 식품이다. 혹시 지금 당신이 화장실에 자주 가야 하는 상태라면 먼저 식단을 한번 확인해 보라. 그리고 필요하다면 그 식단을 바꾸도록 하라. 나를 믿으시라, 당신의 몸과 방광은 당신에게 고마워할 것이다.

## 방광을 더 천천히 채우는 음료

극장에서 영화를 보거나 장시간 운전할 때 먹을 음료와 음식을 찾고 있나? 영국 러프버러 대학교의 학자들이 이 문제를 연구했다. 어떤 음료를 마셔야 더 늦게 소변으로 배출되는지를 테스트하기 위해 그들은 72명의 피실험자들한테 30분 내에 우유, 콜라, 오렌지주스, 아이스티, 홍차, 전해

질 음료 등 다양한 음료수를 마시도록 했다. 승자는 전해질 음료와 우유였다. 이 두 음료는 콜라 같은 음료보다 거의 한 시간 반 이상을 방광에 머물렀다. 오렌지주스 역시 잘 차단하고 있다가 뒤늦게 요의가 발동했다. 학자들은 그런 음료가 방광에 더 오래 머무는 이유는 음료의 특이한 성분 배합 때문일 것이라고 추정한다. 예를 들어 오렌지주스에는 각종 비타민과 과육이 들어 있는데, 그게 장에서 분해되어 처리되기까지 더 오랜 시간이 필요하고, 그런 다음 더 늦게 방광에 도달한다는 것이다. 잘 알다시피 방광은 자율 신경계와 긴밀하게 연결되어 작동한다. 바로 여기서 방광을 언제 비워야 하는지 (그리고 비우게 될지가) 결정되는 것이다. 이때 두 기관이 최적의 업무 성과를 내기 위해 반드시 필요한 성분이 바로 비타민 B다. 그러니 이제부터는 식탁에 통밀빵, 각종 베리류, 호두, 해바라기씨 같은 식품들이 더 자주 올라가야 한다.

## 여성이 남성보다 화장실에 더 자주 가는 이유

나는 진부한 표현들을 별로 좋아하지 않는다. 그게 남성과 여성의 차이에 관한 것이라면 더더욱 그렇다. 하지만 불행하게도 우리 여성이 남성보다 화장실에 더 자주 가야 하는 것은 사실이다. 그건 전적으로 해부학과 연관이 있다. 자궁에 더 많은 공간을 확보하기 위해 여성의 방광은 남성의 방광보다 크기가 작다. 정확히 말하면 남성의 방광 용량은 550~750밀리리터인 반면, 우리 여성은 350~550밀리리터의 소변만 저장할 수 있다. 약 콜라 한 캔만큼 용량이 작은 것이다. 하지만 방광염이 또 다른 이유일 수도 있다. 방광염의 불쾌한 증상 중 하나는 배뇨 충동이 강해지는 것이다. 여성의 요도가 남성의 요도보다 더 짧기 때문에(남성의 요도는 20~25센티미터 정도이고 여성의 요도는 단지 3~5센티미터에 불과하다는 사실을 상기하라) 박테리아가 훨씬 쉽게 여성의 방광으로 침투해 번식할 수 있다.

## 어린아이가 요의를 통제하는 법을 배우는 방식

그것은 우리 성인들이 제때 화장실에 가는 법을 배우는 과정과 똑같을 수 있다. 그렇지 않으면 우린 모두 계속 바지에 오줌을 지리거나 기저귀나 카테터를 찬 채 바깥출입하게 될 것이다. 흥미롭게도 아기들은 소변봐야 할 때를 아주 일찍 알아차린다. 소변 충동을 담당하는 자율 신경계가 요의도 같이 조절한다. 하지만 이 사실은 1990년대 말에 이르러서야 비로소 알려졌다. 그 이전에는 아기의 방광은 너무 작고 미성숙하여 제대로 기능하지 못하고, 그래서 방광이 가득 차면 그냥 소변이 흘러넘치는 것이라고 생각했다. 또는 아기들은 방광이 가득 찬 것을 전혀 알아차리지 못하기에 그냥 저절로 소변이 흘러나온다고 생각했다.

하지만 아기를 조금만 관찰해 봐도 그게 사실이 아니라는 것을 금세 알 수 있다. 어떤 아기는 소변을 보기 전 이상한 소리를 내고, 또 어떤 아기는 이상한 동작을 취한다(예를 들어 내 조카는 소변을 보기 전 짧은 다리를 아주 귀엽게 비비 꼰다). 게다가 깊은 잠에 빠진 상태의 아기들 기저귀는 뽀송뽀송한 상태를 유지한다. 아기의 방광도 잠들었기 때문이다. 다만 얕은 잠을 자는 단계에서는, 즉 잠이 들기 직전이나 잠에서 깨어나기 직전에는 방광이 활동을 시작하므로 기저귀는 맡은 바 임무를 제대로 수행해야 한다.

참고로, 18개월쯤 된 아기들은 방광이 압박을 받고 있어 빨리 화장실에 가고 싶다는 것을 몸으로 표현할 수 있다. 심지어 어떤 때는 말로도 가능하다. 이 무렵쯤 배뇨 충동을 느끼게 되는데, 아이들 대부분은 그로부터 약 1년 뒤, 그러니까 만 30개월쯤 되면 화장실에 갈 때까지 소변을 참을 수 있다. 이 나이부터 아이들은 자신의 괄약근을 능동적으로 조절할 수 있으며, 만 3세쯤 되면 변기 시트를 올리고 바지를 내리는 등 화장실에서 필요한 모든 행동을 포함해 완전히 혼자서 볼일을 해결할 수 있다. 이제 요의를 더 길게 늦출 수도 있고, 예를 들어 장거리 자동차 여행을 떠나기 전에 예방 차원에서 미리 화장실에 다녀올 수도 있다.

방광과 뇌 사이의 연결은 이미 영유아기 때부터 작동

한다. 하지만 그 연결 또한 적절하게 이루어지고 올바르게 성숙되어야 한다. 신체의 모든 혼란을 제대로 해결하고 올바르게 해석한 뒤 그에 따라 적절하게 행동하기까지는 시간이 걸린다. 방광이 보내는 신호를 듣고 정확하게 이해하는 것은 그리 쉬운 일이 아니다. 처음에는 신호가 매우 소심하고 작아서 흘려듣다가 다시 잊어버릴 수 있다. 특히 아기 때는 주변의 모든 것이 새롭고 흥미로울 때이니 어찌 안 그렇겠는가. 방광이 진짜 꽉 차서 제대로 경보음이 울리면 많은 아이가 요의를 깨닫고 화장실에 가고 싶다는 사실을 알린다. 다만 종종 그 사실을 너무 늦게 알리는 바람에 바지가 젖는 것이 안타까울 따름이다.

아기가 정확히 언제 방광을 완전히 통제할 수 있게 되는지는 전적으로 개인에게 달렸다. 이때 보스의 역할을 하는 것은 두뇌인데, 뇌는 외부에서 가르치거나 강요할 수 없다. 하지만 부모가 할 수 있는 것은 애정과 인내심을 가지고 화장실에서의 일 처리 과정이 어떤 식으로 작동하는지를 보여 주는 것이다. 즉 화장실 찾는 법, 그곳에서의 행동 요령, 이 모든 과정이 얼마나 오래 지속되는지 등을 알려 주는 것이다. 아주 중요한 것 하나, 이때 처벌이나 위협은 완전히 정반대의 결과를 가져온다는 사실을 명심하라.

아기는 생후 몇 달 동안은 하루에 약 서른 번쯤 오줌을 싼다. (거의) 혼자 화장실에 갈 수 있게 되는 만 2세가 지나야 〈단지〉 열 번 정도 소변을 본다. 불공평하다. 안 그런가?

그런데 만 4세가 넘었는데도 방광을 완전히 통제하지 못하고 바지에 소변을 지리는 경우를 야뇨증이라고 한다. 그건 나이에 걸맞지 않은 행동으로 〈정상〉이 아니므로 잘 살펴보고 관찰해야 한다.

아이가 다섯 살이 넘었는데도 잠을 자는 동안 오줌을 싸는 경우를 일반적으로 야뇨증이라고 부른다. 일정한 나이에 도달한 많은 아이가 여전히 침대에서 오줌을 싸는 이유는 한마디로 말할 수 없다.

야뇨증은 심리적인 부담을 느낄 때 스트레스 극복 과정에서 발생하는 일종의 기능성 장애의 한 형태일 수 있다. 부모가 이혼했거나 아이에게 충분한 관심을 기울이지 않을 때 아이들은 종종 침대에서 오줌을 싼다. 그 이외에도 야뇨증은 신체적인 이유에서 비롯되었을 수도 있다. 예들 들면 방광 용량이 너무 작으면 다량의 소변을 방광에 보관할 수 없다. 또한 소변 배출에 필수적인 신경이 아직 완벽하게 형성되지 않았을 경우, 또는 그로 인해 잘못된 신호를 보내는 경우 역시 드물지 않다. 이때 중요한 점은, 야뇨증의 경우 당사자의 나이가 더 많을수록 밤에 더 자주 오줌을 싼다는 점이다. 나이가 들수록 당사자가 점점 더 불쾌감과 당혹감을 느끼게 될 게 자명하다. 따라서 조기에 소아과 전문의를 찾아가 다양한 치료를 시도하고 약을 처방받는 것이 중요하다. 하지만 성인이 되어서도 야뇨증이 나타날 수 있다. 더 자세한 내용은 뒤에 나오는 요실금 부분을 참조하라.

## 맙소사, 방광이 실제로 터질 수 있을까?

〈나 지금 화장실이 급해. 방광이 터질 것 같아…….〉누구나 이런 하소연을 한 번쯤은 해봤을 것이다. 그때 우리 머릿속에서는 마치 할리우드 영화에서처럼 엄청난 폭발음과 함께 방광이 터져 뱃속에서 오줌이 흘러넘치는 장면이 떠오른다. 터져서 오줌이 다 새어 나간 방광은 축 늘어지고 창백한 모습으로 밧줄 같은 요관에 매달려 있다. 그리고 컷!

하지만 그게 실제로 가능할까? 방광을 비우지 않았다고 터져 버린다고? 짧은 역사적 에피소드인데, 덴마크 천문학자 튀코 브라헤한테 실제로 그런 일이 일어났다. 17세기에 튀코는 황제 루돌프 2세가 베푸는 어느 연회에 초대를 받았다. 당연히 황제가 베푸는 격조 있는 행사에서는 상당히 엄격한 궁중 예절을 지켜야 했다. 방광이 신호를 보내는 데도 그냥 자리에서 일어나 화장실에 가는 것이 허락되지 않았던 것이다. 튀코의 방광이 신호를 보냈다. 그것도 아주 절박하게. 결국 튀코는 그 얼마 후 이루 형언할 수 없는 고통 속에서 숨을 거두었다. 다들 방광이 터져 버린 탓이라고 했다. 하지만 훗날 여러 과학자가 연구한 결과 튀코는 방광 폭발이 아니라 수은 중독으로 희생되었을 가능성이 높다는 것이 밝혀졌다.

아무튼 방광은 터질 수 없다. 그러니 안심해도 된다. 방광은 터지기 전에 내용물을 밖으로 배출한다. 우리의 방광은 400~1,000밀리리터 정도 차면 더 이상 압박을 견디지 못하고 굴복해 버린다. 방광은 마치 오버플로 밸브(과잉 액체를 밖으로 넘쳐흐르게 하기 위하여 사용한다) 같아서, 모인 소변이 그냥 간단하게 밖으로 흘러나간다. 그것 때문에 우리는 바지에 오줌을 지리는 것이다. 소변을 지리는 것은 불쾌하지만 그래도 방광이 터지는 것보다는 낫지 않은가.

## 그건 방광 파열이다

방광은 터질 수 없는 대신 찢어질 수 있다. 그렇다고 패닉에 빠지지는 마라. 방광 파열은 매우 드문 일이고, 소변을 오래 참는다고 해서 일어나지는 않는다. 소위 방광 파열은 일반적으로 외부의 영향 때문에 발생한다. 예를 들어 자동차 사고와 같이 방광에 갑자기 극심한 압력이 가해질 때처럼. 물론 방광이 파열될, 즉 찢어질 가능성은 비어 있을 때보다 가득 차 있을 때가 확실히 더 높다. 방광에 소변이 더 많을수록 방광이 더 파열되기 쉬운 것이다.

방광이 파열되면 우리 몸속에서는 실제로 위에 언급한 할리우드 시나리오가 연출된다. 소변이 복강 안으로 흘러드는 것이다. 하지만 드라마틱하게 한꺼번에 흘러드는 것이 아니라 눈에 띄지 않고 서서히 스며든다. 방광이 파열되면 대체로 하복부 통증, 혈뇨, 빈뇨 등의 증상을 보인다. 하지만 그 어떤 것도 흘러나오지 않는 경우도 있다. 그럼 파열된 방광은 어떻게 다시 복구할 수 있을까? 우리의 방광은 작은 균열쯤은 대부분 저절로 치유할 수 있다. 또한 종종 카테터를 이용해 문제를 해결하기도 한다. 하지만 균열이 크게 났을 경우에는 수술로 봉합해야 한다.

## 배뇨 수치심 또는 공중화장실 공포증: 타인 앞에서 화장실에 가는 것에 대한 공포

다음과 같은 시나리오를 한번 상상해 보라. 길을 걷고 있는데, 방광이 방금 전 뇌에 소변을 배출하라는 마지막 경고를 보냈다. 당신은 지금 당장 화장실로 가야 한다. 당신은 필요 없는 짐 덩어리인 소변을 변기로 내보낼 준비가 다 됐다. 그런데 대체 이게 무슨 일인가? 소변이 전혀 안 나오거나 단지 몇 방울만 찔끔 나온다. 방광이 아직 잠을 자고 있나? 혹시 소변 배출이 그리 급하지 않았던 건가? 아니다, 그건 당신의 방광이 지금 부끄러워하고 있기 때문이다. 이 무슨 달콤한 이야기인가 싶겠지만 사실 이건 아주 심각한 상황이다.

부끄러움을 타는 방광 현상은 실제로 존재한다. 전문용어로는 공중화장실 공포증이라 부른다. 나는 차라리 배뇨 수치심이라고 부르고 싶다. 이것은 방광이 가득 찼는데도 공중화장실에서는 결코 소변을 보고 싶지 않아서 방광이 태업하는 현상을 말한다. 그런데 이것은 박테리아에 대한 혐오감이나 공포 때문이 아니라 함께 화장실에 들어와 당신을 지켜보고 판단하거나 심지어 당신의 소변보는 소리를 들을 수도 있는 타인들에 대한 공포 때문이다. 오줌을 누는 소리, 즉 소변이 변기 물에 튀는 소리를 부끄러워하는 이들은 그리 드물지 않다(그들은 항상 눈에 띄게 오랫동안 수도꼭지를 열어 두고 있거나 수상쩍을 만큼 큰 소리로 음악을 듣고 있다는 사실에 주목하라). 일부 사람들이 이런 배뇨 수치심으로 고통받는 이유는 아직 명확하게 규명되지 않았다. 공중화장실 공포증은 1980년대에 비로소 치료가 필요한 실제 질병으로 연구되기 시작했다.

추정컨대 독일에서만 약 100만 명의 남성과 50만 명의 여성이 공중화장실 공포증에 시달린다. 물론 공중화장실 공포증을 곧바로 심각한 질병으로 인식하는 것은 아니다. 공중화장실 공포증의 심각성은 여러 단계의 모습으로 나타난다. 일부 환자는 소변을 보는 과정이 시작되고 소변을 볼 수 있을 때까지 약간의 시간과 집중이 더 필요한 정도다. 공포증이 더 심해지면 공공장소에서는 아예 배뇨 자체가 불가능해진다. 요도에서 단 한 방울의 소변도 내보내지 못하는 것이다. 터질 것처럼 방광이 가득 차도 방광이 태업을 멈추지 않는다.

어떤 방광이 다른 방광보다 부끄러움을 더 많이 타는 이유는 한마디로 답하기 어렵다. 일단 방광 결석이나 종양 같은 방광 자체의 원인은 배제해야 한다. 대부분은 원인이 정신에 있다.

공공장소에서 소변보는 것에 대한 두려움을 더 잘 이해하기 위해서는 교감 신경과 부교감 신경이라는 한 쌍의 신경계 형제에 대해 좀 더 자세히 살펴봐야 한다. 자율 신경계는 우리가 마음대로 조절할 수 없는 신경으로서, 모든 과정이 우리가 아무것도 알아차리지 못한 채 자동으로 진행된다. 방광 외에도 소화, 땀 배출, 혈관 확장 등도 자율 신경계가 맡고 있다. 당황하면 얼굴이 붉어지고 긴장하면 손바닥에 땀이 난다. 우리가 그것을 마음대로 조정하거나 억제할 수 있을까? 아니, 유감스럽게도 그럴 수 없다.

교감 신경계는 우리가 실제로 능력을 발휘할 수 있도록 보장하는 동적인 부분이다. 교감 신경은 우리의 심장 박동을 더 빠르게 만들고, 동공을 확장시키며, 소화 속도를 늦추어 에너지가 낭비되지 않도록 한다. 반면 부교감 신경계는 진짜 정적인 부분이다. 부교감 신경은 이완을 담당한다. 우리가 힘든 하루를 보낸 뒤 소파에서 휴식을 취할 때 비로소 부교감 신경이 활성화된다. 심장 박동과 호흡이 더 안정되고 신진대사가 느려진다. 그런데 대체 그것이 부끄러움이 많은 방광과 무슨 연관이 있을까?

배뇨의 전 과정이 제대로 이루어지려면 자율 신경계가 아무런 마찰 없이 순조롭게 작동하고, 교감 신경계와 부교감 신경계 간에 완벽한 조율이 이루어져야 한다. 전자는 소변을 모으는 단계에서 소변이 절대 새어 나가지 않도록 괄약근을 수축시켜 방광을 밀폐된 상태로 유지한다. 부교감 신경은 방광 근육의 수축을 담당하는데, 방광 근육이 수축되면 괄약근이 열리면서 소변이 배출될 수 있다.

그러나 교감 신경은 스트레스와 분망함으로 촉발된다. 만약 우리가 공중화장실에 가는 것을 극도의 스트레스 상황으로 인식하면 교감 신경계는 그래서는 안 되는 상황임에도 불구하고 괄약근을 단단히 조이게 된다.

사람들이 화장실 상황을 두려워하는 이유는 몹시 다양하다. 어린 시절의 나쁜 경험, 높은 기대치로 인한 부담감, 비교에 대한 두려움 등이 이에 해당된다. 하지만 공중화장실 공포증은 일종의 불안 장애이므로 소위 인지 행동 요법으로 비교적 잘 해결할 수 있다. 이 경우에는 화장실이나 배뇨에 대한 두려움이 아니라 왜 사람들로부터 관찰당하는 것이 부끄러운지, 왜 자꾸 주목받고 평가받는 것처럼 느껴지는지를 밝히는 것이 관건이다.

## 소변을 너무 오래 참으면 어떻게 될까?

아침 9시 30분. 방광이 압박한다. 벌써 두 시간 전부터 그런 느낌을 받고 있다. 하지만 당장 화장실로 사라지지는 않는다. 그럴 만한 시간도, 여유도 없기 때문이다. 그렇다고 해서 방광이 터지거나 찢어지지는 않는다. 그렇기는 하지만 소변을 너무 오래 참는 것은 여전히 건강에 좋지 않다. 이따금 극장에서, 혹은 장시간 회의에서 강한 요의를 무시해도 크게 문제가 되지는 않는다. 하지만 장기간, 즉 몇 달 내지 몇 년 동안 여러분의 방광을 그렇게 길들이면 어떻게 될까? 방광은 계속해서 크기를 늘리는 방식으로 최대한 많은 소변을 저장하는 데 익숙해질 것이다. 그리고 계속 그렇게 하다가는 어느 시점에서는 과도하게 늘어난 방광 근육과 방광 벽이 더 이상 제대로 수축할 수 없게 된다. 포니테일 헤어스타일을(머리카락이 가는 여성은 포니테일을 할 수 없다. 그 기분 나도 안다) 만들기 위해 두 겹, 세 겹으로 머리카락을 감았던 고무줄 머리끈이 언젠가는 느슨해져서 더 이상 사용할 수 없게 되는 것과 유사한 원리다.

방광을 너무 자주, 또 너무 오래 사용하면 근육이 과도하게 늘어나 어느 시점에서는 더 이상 스스로 수축하여 방광의 크기를 줄일 수 없게 된다. 방광에 소변이 얼마나 찼는지를 뇌에 전달해 주는 압박 센서도 더 이상 빠르고 간단하게 신호를 전달하지 못하고 그로 인해 소변 배출이 힘들어진다. 첫째, 배뇨 충동이 뇌에 늦게 전달되어 화장실에 가는 횟수가 훨씬 줄어들기 때문이다. 둘째, 제대로 소변을 봐야 한다는 압박감이 없기 때문이다. 그리고 마침내 방광이 너무 크고, 아주 흐물흐물해졌다. 맞다, 한마디로 게을러진 것이다. 그런 경우 게으른 주머니라고도 불린다. 바로 이때 잔

뇨의 위험이 높아진다. 물론, 방광은 이제 모든 소변을 완전히 배출할 수 있는 힘을 잃어버렸다

영국에서는 늘어진 방광을 부르는 별명이 게으른 주머니 이외에 또 하나 있다. 교사의 방광 또는 간호사의 방광이다. 교사와 간호사는 몹시 스트레스가 많고 힘든 직업이라서 규칙적으로 화장실에 갈 시간조차 없기 때문이다. 그들은 온종일 방광에 소변을 모으기 때문에 시간이 흐를수록 그들의 방광은 더 커지고 더 늘어난다. 비뇨기과 전문의라면 이게 무엇과 연관이 있는지 알 것이다. 그러니 이 문제에 대해 상담받는 것을 꺼릴 필요가 없다.

## 너무 자주 화장실에 가는 것은 해로울까?

반대로 우리가 너무 자주 화장실에 간다면 그건 어떨까? 차를 타기 전이나 사무실에서 나가기 전 꼭 다시 한번 화장실에 들른다면? 제일 가까운 화장실까지의 거리가 얼마나 되는지 알지 못해서 옷 가게의 화장실로 달려간다면? 〈다시-한번-얼른-화장실에-갔다-와야지-안-그러면-반드시-후회할-거야〉라는 생각이나 〈패닉에 휩싸여 소변보기〉는 어떤가? 혹시 그와 같이 빈번하게 소변보기는 위험하지 않을까?

우선, 단순히 화장실에 더 자주 간다고 해서 방광이 수

축되는 것은 아니니 안심해도 된다(방광의 수축에 관해서는 뒤에서 더 자세히 다룬다). 하지만 문제는 벌써 화장실에 더 자주 가는 습관이 들었다는 것이다. 게다가 이는 해부학적 문제가 아니라 감각의 문제다.

급히 화장실에 가야 할 것 같은 느낌이지만 실은 방광에 아직 충분한 여유가 있어 배뇨를 좀 더 오래 미뤄도 되는 상황이다. 그런데도 우리는 방광이 터질 만큼 꽉 차서 당장 소변을 봐야 한다고 느낀다. 맞다, 그럴 때 즉시 소변을 보지 못하면 우린 바지에 오줌을 지린다.

하지만 사실 이때 책임은 우리 자신에게 있다. 예방 차원에서 너무 자주 화장실을 들락거리다 보니 소변이 덜 찼음에도 불구하고 기회가 있을 때마다 소변보는 습관을 갖게 된 것이다. 방광은 기본적으로 생떼를 써서라도 자신이 원하는 것은 항상 얻어 내고야 마는 버릇없는 아이처럼 행동한다. 방광이 이런 식으로 행동하게 된 것은 우리의 훈련 때문이었으니, 거꾸로 이렇게 행동하지 않도록 훈련할 수도 있다.

방광의 잘못된 습관을 고치기 위해서는 너무 자주 화장실에 가는 것을 피해야 한다. 방광을 비워야 할 것 같은 느낌이 아무리 강해도 이에 저항하고 계속해서 화장실에 가는 것을 미뤄야 한다. 일단 5분부터 시작한 다음 차차 시간을 더 늘릴 수 있다. 그러면 방광은 느리지만 확실하게 다시 정상적인 배뇨 습관에 익숙해질 것이다. 에너지와 체력이 필요한 일이지만 해볼 만한 가치가 충분하다. 그러니 괄약근을 팽팽하게 조였다가 다시 풀어라! 그런데도 증상이 개선되지 않거나 불안감과 불편함을 느끼면 당장 비뇨기과 전문의를 찾아가 어떤 약물 치료가 당신에게 적합한지 문의하라.

## 소변의 성분

대략적으로 말해 소변은 우리 몸에서 나오는 폐수다. 소변의 주요 성분은 물(95퍼센트)과 전해질, 신진대사 과정에서 발생하는 노폐물, 술이나 약물 등을 통해 체내로 유입되었으나 빠르게 배출되어야 하는 이물질 등이다. 소변은 신장에서 생산되는데 처음에는 1차 소변, 그다음에는 2차 소변이 요관을 통해 방광으로 보내진다. 하지만 1차 소변에는 포도당, 무기질, 아미노산, 단백질, 전해질 등 아직 쓸모가 많은 물질들이 함유되어 있기에 신장 세뇨관을 통해 이 유용한 물질들을 다시 혈액으로 돌려보낸다. 다량의 물 이외에도 2차 소변에는 크레아티닌, 요산, 요소(유레아), 당 등 꽤 유용한 신진대사 노폐물이 남아 있다. 신장에서 하는 일을 일반적으로 이뇨라고 부른다.

## 소변 미인

혹시 어떤 크림 용기에서 이런 글귀를 읽은 적이 있는가? 유레아. 지금 이것처럼? 우리가 정말 소변을 피부에 바른다고? 요소, 즉 유레아는 간이 단백질 대사를 할 때 생기는 주요 부산물 중 하나다. 요소는 대부분 신장과 방광을 통과하지만 장을 거쳐 가기도 하고 땀으로 배출되기도 한다. 땀을 흘릴 때는 항상 가벼운 유레아 막, 즉 소변 막이 피부에 남는다. 처음에는 조금 역겹게 들릴지 모르겠지만 이것은 미용에 아주 탁월한 효과가 있다. 유레아는 공기 중에 있는 수분을 끌어당겨 우리 피부에 보존하는 최고의 보습력을 갖고 있다.

우리 피부에 유레아가 없다면 피부가 건조해져 가려움증이나 각질이 생길 수 있다. 그래서 유레아를 함유한 크림은 아토피나 습진에 효과가 아주 뛰어나다. 요소 크림은 피부에 천연 수분을 공급해 주기 때문이다. 구역질이 난다면서 고개를 흔들고 갖고 있던 크림과 로션, 샴푸 등을 쓰레기통에 던지는 사람들이여, 제발 겁먹지 마라. 진짜 소변 성분을 피부에 바르는 것이 아니다. 1882년부터 유레아는 이산화탄소와 암모니아를 인공적으로 합성해 만든다.

나는 아직 소변 요법을 시도해 본 경험이 없어 그것의 효과 유무를 판단할 수 없다. 하지만 이 책의 주제에는 딱 어울리는 치료법이다. 소변 요법은 치료 목적으로 자신의 소변을 사용하는 것으로, 영향력이 꽤 큰 대체 요법 중 하나다. 소변 요법의 추종자들은 이 방법이 여드름, 아토피, 마른버짐 같은 피부 질환과 알레르기, 관절통, 류머티즘, 천식 등에 엄청난 효과 있다고 믿는다. 하지만 자연 요법의 대가들은 소변 요법을 거부한다. 건강에 긍정적 치료 효과가 있다는 것이 아직 입증되지 않았기 때문이다.

그럼에도 불구하고 소변 요법을 한번 시도해 보고 싶다면 꼭 주의해야 할 게 있다. 가능한 한 세균과 박테리아가 없는 소변을 사용해야 한다는 점이다. 그건 방광염이나 그와 유사한 질병을 앓은 적이 있거나 정기적으로 약을 복용하는 경우에는 절대 소변 요법을 쓰면 안 된다는 뜻이다. 또한 제일 좋은 것은 아침 소변 중 중간 소변을 사용하는 것이다. 그게 가장 깨끗한 소변이기 때문이다. 중간 소변은 짧게 소변을 본 다음 용기에 소변을 받고 방광에 남은 마지막 소변은 다시 변기에 흘려보내는 것을 말한다.

이 치료법은 아주 다양한 방식으로 진행된다. 아토피를 앓고 있거나 피부가 안 좋은 경우에는 소변을 직접 해당 부위에 발라 저절로 흡수되도록 한다. 방식은 소변을 무균 상태의 잔에 받아서 화장솜에 적신 다음 해당 부위를 톡톡 두드리며 적신다. 악취는 날아가 버릴 테니 걱정할 필요 없다. 열렬한 추종자들은 소변을 병에 담아 마신다. 그것이 우리의 저항력을 강화하고 우리를 더욱 건강하게 만들어 준다는 것이다. 하지만 제발 아주 신선한 소변만 사용하기를 바란다. 소변을 용기에 모아 냉장고에 보관하는 것은 분해 과정 때문에 좋지 않다. 자신의 소변을 주사기로 근육에 주입하는 사람도 있다. 미친 짓이다. 안 그런가? 제발 그런 짓은 따라 하지 마라. 그건 근육에 통증과 염증을 유발할 수 있다.

소변 요법 반대자들은 소변에 박테리아와 세균이 없는 게 아니기 때문에 오히려 질병이 더 악화될 수 있다고 거듭 경고한다. 우리 몸의 독소가 소변에 섞여 배출되었을지도 모른다는 것이다. 누구 말이 옳을까? 나는 도무지 모르겠다.

## 아스파라거스 소변

특정한 음식을 먹었을 때 왜 우리의 소변에서는 냄새가 날까? 소변에는 우리가 섭취하는 다양한 식품의 영향을 받는 대사산물이 함유되어 있기 때문이다. 그래서 커피나 마늘, 양배추, 양파 등을 먹은 후에는 소변 냄새가 평소와 다르다. 아스파라거스를 먹었을 때도 마찬가지다. 아스파라거스를 한 줄기만 먹어도 화장실에서는 이미 약간 시큼하면서도 우유 맛이 섞인 유황 냄새가 난다. 오, 아름다운 아스파라거스의 시간이여. 길쭉하고 하얀 이 채소는 성분의 90퍼센트가 수분이고, 그 이외에 칼륨과 이른바 아스파라긴산을 함유하고 있다. 냄새를 유발하는 것은 바로 이 아스파라긴산인데, 효소에 의해 분해될 때 전형적인 유황 냄새가 소변에 남는다.

물론 모두가 그런 것은 아니다. 아스파라긴산을 악취 나는 유황 성분으로 분해하는 효소를 모두 갖고 있는 것이 아니기 때문이다. 그 원인은 아직 밝혀지지 않았다. 다만 이 특정 효소가 유전되는 것은 분명하다. 그러니 아스파라거스를 먹은 후 소변에서 악취가 난다면, 부모님이나 조부모님, 또는 조상님에게 감사드릴지어다.

아기에게 모유 수유 중인 여성 독자가 알아야 할 것이 하나 더 있다. 아스파라거스 향이 모유에 전달된다는 사실이다. 아기가 모유 수유를 고집스럽게 거부한다면 어쩌면 당신이 수유 전에 아스파라거스를 먹었기 때문일 수도 있다.

## 소변 냄새로 알 수 있는 것

신선한 소변에서는 중성적인 냄새가 난다. 바꿔 말하면 전혀 냄새가 나지 않는다는 뜻이다. 시간이 지나고 박테리아가 소변을 분해해야 비로소 냄새가 변한다. 땀과 마찬가지다. 체육 수업 직후에는 겨드랑이에서 여전히 상큼한 냄새가 나지만, 두 시간 동안 수학 수업을 받고 나면 냄새가 나기 시작하는 것처럼.

혹시 방금 본 소변의 냄새를 맡았는데 소변에서 진한

냄새가 난다면 원인은 앞에서 언급한 음식을 먹었거나 당신 몸에 지금 뭔가 문제가 생겼기 때문일 가능성이 높다. 계속 말했다시피 당황하지 마라! 일단 소변 냄새가 이상하다 생각되면 한동안 소변을 전체적으로 관찰하고 냄새를 맡아 보라. 사흘이 지났는데도 여전히 수상쩍은 냄새가 나면 믿을 수 있는 여의사를 찾아 진료 약속을 잡으면 된다. 그러니 절대 부끄러워하지 말고 평온하게 화장지 냄새를 맡아 보라.

소변에서 달콤한 냄새나 과일 향이 나면, 이는 당 대사 장애를 의미할 수 있다. 소변에는 항상 약간의 당이 포함되어 있는데, 이는 아주 정상이다. 그런데 냄새가 강하면 당뇨병이 원인일 수 있다.

소변본 후에 썩은 생선 냄새가 난다면? 이는 요로 감염이 원인일 수 있다. 대장균이 요로를 타고 올라오면서 요로를 자극하고 염증을 일으킨 것이다. 게다가 대장균은 소변을 분해하므로 냄새가 몹시 심하다. 자꾸 화장실을 들락거리거나 소변볼 때마다 따끔따끔한 증상이 없더라도 방광염에 걸렸을 수 있다. 하지만 방광이 아니라 생식기 부위가 감염되었을 가능성도 있다. 어쨌거나 이 역시 썩은 생선 냄새를 유발한다.

혹시 변기에서 코를 찌르는 암모니아 냄새가 난다면? 게다가 소변 색까지 몹시 탁하다면? 그건 당신이 수분을 적게 섭취했거나 몸에서 약간 탈수 현상이 일어난 탓일 수 있다. 적어도 하루에 1.5리터의 수분을 섭취하지 않으면 신장은 체내에 더 많은 수분을 보유하게 되고 그건 체액의 정상적인 혼합 비율을 방해한다. 소변이 농축되어 더 이상 수분을 95퍼센트 함유하지 않게 되는 것이다. 그 결과 소변은 짙어지고 암모니아 냄새가 강해진다. 물론 여기서 중요한 것은 체액의 균형을 회복하는 것이다. 그것도 즉시!

## 임신 테스트기의 작동 원리와 소변에서 더 알아낼 수 있는 것

맙소사, 두 번째 칸의 줄무늬가 빨간색이다! 임신이다! 그냥 테스트기에 소변을 묻히면 단 몇 분 만에 내 몸속에서 새 생명이 자라고 있는지를 알려 준다. 그런데 실제로 이건 어떤 원리로 작동하는 것일까? 임신은 혈액이나 소변 속에서 임신 호르몬인 베타-HCG, 즉 베타-인간 융모성 생식샘 자극 호르몬을 검출함으로써 확인할 수 있다. 이 호르몬은 태반에서 생산되어 프로게스테론의 형성을 도울 뿐 아니라 형성된 배아를 보존해 준다. 이 호르몬은 성관계 후 8일째, 즉 임신 가능일로부터 일주일째 되는 날 우리 몸에서 검출될 수 있다. 따라서 콘돔이 찢어진 다음 서둘러 테스트를 해 봐도 소용없다. 물론 특수한 임신 조기 검사 방법이 있기는 하지만 그 결과는 신빙성이 크게 떨어진다.

임신 및 기타 소변 검사는 아침 소변으로 하는 것이 가장 확실하다. 이는 아침 소변이 더 농축되어 있을 뿐 아니라 음식이나 음료의 잔여물이 남아 있지 않기 때문이다. 아침 소변 중에서도 중간 소변을 모으는 것이 가장 확실하다. 소변을 보는 도중에 소변 줄기 밑에 용기를 가져다 대고 그것을 받는 것이다. 정리하면 이렇다. 소변을 본다, 잠시 멈춘다, 컵을 아래쪽에 가져다 댄다, 계속 소변을 본다, 컵을 치우고 소변을 마저 본다. 맞다, 이렇게 하면 된다. 중간 소변이 가장 깨끗하다.

임신 여부 말고도 다양한 유형의 검사를 통해 소변에서 완전히 다른 정보들을 알아낼 수도 있다. 예들 들어 〈소변 검사지〉를 사용하면 집에서 직접 자신의 소변 상태가 어떤지 확인할 수 있다. 그걸 하려면 구역별로 색이 나눠진 종이 테스트지를 소변 샘플에 담근다. 그럼 검사지의 색이 바뀌는데, 그걸 색상 표와 비교하면 된다. 이런 테스트를 통해 소변의 pH값도 알아내고, 자신이 방광염이나 요로 결석에 얼마나 취약한지도 확인할 수 있다.

신속 소변 검사 외에 의사가 소변 상태를 보고 심장과 신장에 초점을 맞춰서 소변을 분석할 수도 있다. 이때는 전용 용기에 소변을 받아 실험실에 가져다주면 실험실에서 소변을 분석한다. 소변 검사를 통해 혹시 있을지 모를 신장 질환이나 간 질환, 특정 혈액 질환, 당뇨병, 심지어 요로 감염과 요석(요로 결석) 등을 확인할 수 있다.

방광염에 자주 걸리는 경우 의사는 〈소변 배양 검사〉를 시행한다. 이를 통해 대체 방광을 그토록 괴롭히는 것이 어떤 종류의 박테리아인지 정확히 판단할 수 있다. 소변 배양 검사를 하려면 다양한 병원체 전용 배양기와 함께 소변을 옮긴 다음 어떤 박테리아나 곰팡이가 쾌적하게 지낼 수 있는지 검사한다. 검사를 통해 특정 박테리아를 찾아내면 의사는 어떤 항균제가 그 박테리아에 가장 효과적으로 대항할 수 있는지 테스트한다. 이를 위해 특정 항균제를 투여했을 때 박테리아의 저항성과 민감성이 어느 정도인지를 나타내는 항균 스펙트럼을 준비한다.

소변 검사 중 제일 힘든 것은 〈24시간 소변 검사〉다. 이름에서도 알 수 있듯이 24시간 내내 소변을 채집한 후 실험실에서 분석한다. 목표는 우리 몸이 얼마나 많은 물질을 배출하는지 정확히 알아내는 것이다. 예를 들어 하루 종일 노폐물인 크레아티닌을 너무 적게 배출할 경우 이는 신장의 상태가 그다지 좋지 않다는 의미일 수 있으므로 더 자세히 검사해야 한다.

### 다양한 소변 색

내게 당신의 소변을 보여 주면 나는 현재 당신의 건강 상태가 어떤지 말해 주겠다. 소변의 냄새 이외에 색 또한 우리 몸에 대해 몇 가지 사실을 알려 주기 때문이다. 그런데 왜 소변은 일반적으로 노란색일까? 핑크색이거나 파란색일 수는 없을까? 소변이 노란색을 띠는 것은 소위 유로크롬 색소 때문이다. 이 색소는 혈색소 분해 과정에서 생겨난 대사 부산물로서, 신장에서 생성된다. 소변에 유로크롬이 얼마나 농축돼 있는지에 따라 소변 색의 농도가 결정된다. 소변에 이 작은 대사 부산물이 더 많이 섞여 있을수록 색이 더 노래진다.

하지만 소변은 섭취한 식품에 따라서도 색이 바뀔 수 있다. 예를 들어 당근이나 비트를 아주 즐겨 먹을 경우 음식의 색에 반응해 소변이 약간 붉은색을 띠게 된다. 이는 식품에 든 베타카로틴 같은 카로티노이드 색소 때문인데, 그게 소변의 색을 바꾼다.

혹시 화장실에서 컬러 파티를 하고 싶으면 블루베리를 많이 섭취하라. 블루베리는 소변을 〈연한 핑크색〉으로 밝게 해준다.

그 외에도 물을 충분히 마시지 않으면 소변 색이 더 진해진다는 것을 이미 배웠다. 수분을 충분히 섭취했는데도 이런 증상이 나타난다면 간이나 담즙에 이상이 있을 수 있다. 이때는 즉시 의사를 찾아가 확인해야 한다.

반면 소변의 색이 〈아주 옅거나 심지어 무색이라면〉 물을 너무 많이 마셨을 가능성이 높다. 물론 그런 경우에는 10분마다 화장실로 달려가야 하므로 문제가 어디서 비롯되었는지 쉽게 알 수 있다.

소변 색이 맑지 않고 〈탁한〉 것은 방광염의 징후일 수 있다. 소변에 〈거품〉이 있는 경우가 오히려 더 나쁘다. 그런 경우라면 신장을 검사해 봐야 한다.

조심할 것은 〈초록색〉 소변도 있다는 것이다. 이는 극히 드문 현상이지만 특정 박테리아가 널리 번식하고 있거나 특정 약을 복용하고 있을 때다. 그럴 경우에는 원인을 명확히 밝혀내는 것이 좋다.

## 방광 결석, 왜 방광은 돌을 안 좋아할까?

다이아몬드는 여성의 가장 좋은 친구다. 그래서 우리의 목에, 손가락에, 귀에 붙어 있다. 하지만 이것이 요로에서는 최악의 적이 된다. 요로 결석은 고통스러울 뿐 아니라, 때로는 매우 위험할 수 있다. 독일인 20명 중 약 1명은 일생에 한 번은 요로 결석에 걸린다. 여성의 경우 환자가 지난 10년 동안 세 배로 증가했다.

요로 결석은 신장이나 방광에 단단하게 형성된 침전물이다. 이는 소변에 염분이 너무 많이 포함되어 있어 그것이 결정체를 형성할 때 발생한다. 일단 염분이 결정체를 형성하게 되면 그 위에 점점 더 많은 층이 쌓이면서 사이즈가 커진다. 처음에는 작고 부드러운 알갱이로 시작된 것이 급속도로 딱딱한 덩어리로 변한다. 결석은 요로 전체에 쌓여 다양한 문제를 일으킬 수 있다.

예를 들어 신장 결석은 신장에서 직접 발생한다. 하지만 이 결석이 이동하여 요관을 통과하면 이름이 바뀌어 요로 결석이 된다. 방광에서 결정체가 처음 만들어지면 방광 결석이라고 한다. 결석이 사이즈가 작고 관리하기 쉬운 상태로 유지된다면 일반적으로 아무런 문제도 일으키지 않는다. 그냥 소변 속에 떠 있다가 어느 시점에서 소변과 함께 몸 밖으로 배출되기 때문이다. 운이 좋다면 심지어 그 사실을 알아차리지도 못한다.

요로 결석이 일정한 크기에 도달하거나 방광 벽에 안착한 경우, 또는 요도를 막고 있을 때 비로소 우리는 아주 느리지만 분명하게 세입자를 인식하게 된다. 갑자기 심한 하복부 통증이 발생하고, 소변 배출이 고통을 수반한 채 제대로 이루어지지 않으며, 때로는 피가 섞여 나오기도 한다. 요석이 배뇨 기관 속에서 편안하게 안착하고 있다는 느낌이 들면 반드시 비뇨기과 전문의를 찾아가야 한다. 의사는 소변 검사를 통해 결정체나 박테리아 또는 혈액을 살펴본다. 그런 다음 초음파나 CT, 혹은 방광 내시경 검사를 통해서 더욱 자세한 검사가 이루어진다. 의사가 실제로 요석을 서너 개쯤 발견하더라도 당황할 필요 없다. 요석은 크기가 아주 작을 경우 저절로 사라진다. 어느 시점에서 소변에 섞여 저절로 배출되는 것이다. 요석의 배출은 특정 약물을 이용해 촉진할 수 있다. 사이즈가 더 큰 요석은 방광 내시경 검사 과정에서 내시경을 사용해 분쇄하여 제거한다. 요석의 경우 일반적으로 절개와 봉합이 수반되는 진짜 외과적인 수술은 필요하지 않으며, 단지 합병증이 있을 경우에만 수술을 고려할 수 있다. 그때 우리의 비뇨기에서 돌 하나가 떨어져 나가는 것이다!

|   |   |   |   |   |   |   |   |   |   |
|---|---|---|---|---|---|---|---|---|---|
|   | 짜 |   |   | 3 |   |   |   |   |   |
|   | 증 |   |   |   |   |   |   |   |   |
|   |   | 고 | 통 | 스 | 러 | 운 |   |   |   |
|   | 나 |   |   |   |   |   |   | 질 |   |
|   | 고 |   |   |   |   |   |   | 병 |   |
|   |   |   |   | 방 |   |   |   | , |   |
|   |   |   |   | 광 |   |   |   |   |   |
|   |   |   |   |   | 염 |   |   |   |   |
|   |   |   |   |   |   |   |   |   |   |

배가 아프면서 소변을 볼 때 누군가 요로를 통해 가시철사를 잡아당기는 듯한 느낌이 들고, 10분마다 화장실로 달려간다면, 그게 무슨 뜻인지 알 것이다. 방광염 환자 클럽에 가입하신 것을 환영한다. 의사들이 종종 시스타이티스cystitis로도 부르는 고약한 방광염은 세균이 요도나 방광 점막에 안착해 증식할 때 발생한다. 여성 두 명 중 한 명이 일평생 적어도 한 번은 방광염에 걸리고, 그 결과 이것은 여성에게 가장 흔한 감염증이 되었다. 방광염아, 1등 축하해! (아니다! 상기도 감염이 남녀 모두에게 1위다.)

## 방광염에 걸리는 이유

여성이 방광염에 자주 걸리는 주된 이유는 단지 여성의 요도가 3~4센티미터로 매우 짧기 때문이다. 그로 인해 박테리아가 아주 쉽게 방광까지 올라와 방광 벽에 안착해 염증과 자극을 일으키는 것이다. 박테리아들 가운데 최악은, 구역질이 날 수도 있으니 조심하라, 장내 세균의 하나인 대장균이다. 간단히 줄여서 이콜리E. coli라고도 부른다. 방광염의 80퍼센트는 직장, 즉 엉덩이에 서식하고 있는 이 대장균에 의해 발생한다.

놀라지 마라. 장에 있던 박테리아가 갑자기 방광으로 들어가는 것은 위생 상태가 나쁘거나 해부학적 구조가 잘못되었기 때문이 아니다. 우리 여성들은 항문과 질과 요도가 서로 매우 인접해 있고, 그로 인해 박테리아와 병원균이 살짝만 점프해도 요도 입구에 도달할 수 있다. 분명한 것은 이 짧은 거리로 인해 초대받지 않은 상황에서도 박테리아와 병원균이 너무 빈번하게 방광을 방문한다는 사실이다. 그리고 일단 방광에 진입하면 자발적으로는 절대 되돌아가지 않는다. 매우 불쾌한 손님이 아닐 수 없다! 여성 넷 중 하나는 심지어 자꾸 재발되는 만성 방광염을 앓고 있다.

하지만 가끔은 우리 스스로 그들을 〈초대〉한다. 물론 초대장과 친절한 인사말은 없다. 화장실에서의 잘못된 〈뒤처리 방식〉 때문이다. 밑을 닦을 때 당신은 휴지를 앞에서 뒤로 움직이는가, 아니면 뒤에서 앞으로 움직이는가? 후자라면 그 습관을 반드시 버려야 한다. 휴지로 닦을 때 뒤쪽에서 시작해 생식기의 모든 부분을 거쳐 앞쪽으로 가게 되면 항문의 세균을 질을 거쳐 요도 바로 앞까지 끌어다 놓는 셈이다. 시골길에 히치하이커처럼 서 있는 장내 세균들을 쇠스랑으로 긁어서 당신의 성소(聖所) 앞에 내려놓은 것이다. 박테리아한테는 좋은 서비스지만 당신의 방광에는 나쁜 서비스다! 그러니 사랑하는 독자들이여, 제발 명심하라! 이제부터는 앞에서 뒤로 닦아 낼 것!

## 허니문 방광염: 섹스 후 방광염에 자주 걸리는 이유

당연히 방광염 게임에서는 섹스도 중요한 요소다. 연인이 침대를 (그리고 당신의 몸을) 떠난 후 방광염이 자주 발생한다면 당신은 아마도 전설적인 허니문 방광염, 즉 신혼 방광염에 걸렸을 가능성이 높다. 이것은 일반적으로 섹스하는 과정에서 발생한다. 우리의 질 환경이 섹스를 하는 동안 많은 부담에 직면하기 때문이다. 다시 말해 질 내부에서 음경의 움직임과 손가락 등의 다양한 접촉을 통해 박테리아가 더 쉽게 요도에 도달하는 것이다. 우리 여성들은 항문과 질 사이가 매우 가깝고, 이상적인 섹스는 몹시 습한 환경에서 이루어지기 때문에 박테리아와 세균이 방광으로 더 쉽게 들어간다.

때로는 파트너의 박테리아를 통해서도 방광염에 걸릴 수 있다. 혹시 손에 묻어 있을지도 모를 박테리아만을 의미하는 것이 아니다. (이 시점에서 굳이 사랑을 나누기 전에 손을 씻어야 한다고 말할 필요는 없을 것이다. 안 그런가? 그러니 사랑하는 사람과 외설스러운 접촉을 하기 전에는 반드시 손을 씻어라. 그리고 당신의 파트너도 꼭 씻도록 하라. 사랑을 나누기 전 당신의 파트너가 개를 쓰다듬었거나 지하철 손잡이를 만졌거나 상점에서 거스름돈을 거슬러 받았을지 누가 알겠는가. 손은 아주 쉽게 잠재적으로 방광염뿐만 아니라 기타 감염을 유발할 수 있는 세균 투척기가 될 수 있다.)

생식기 자체가 질병의 매개체가 될 수도 있다. 예를 들어 당신 애인이 만성 전립샘염에 걸려 있다면(본인은 아마 이를 전혀 인지하지 못할 것이다), 이 세균이 자꾸 재발하는 당신의 방광염의 발병 원인일 수 있다. 뭔가 의심이 들면 파트너에게 반드시 비뇨기과에 가서 검사를 받도록 해야 한다. 허니문 방광염의 위험을 줄이기 위해 도움이 되는 팁은, 성관계 후 즉시 소변을 보는 것이다. 그걸 통해 새로 획득한 세균을 곧바로 복부에서 씻어 낼 수 있다. 맞다, 로맨틱한 행동은 아니지만 현실에서는 도움이 된다.

방광의 감염 가능성을 최소화하기 위해 성교 중에 신경 써야 할 게 하나 있다. 바로 체위다. 더 구체적으로 말하면, 음경이나 손가락이 질을 관통하는 각도가 중요하다는 뜻이다. 만약 당신이 유독 방광염에 잘 걸리는 사람이라면 파트너가 과도한 움직임이나 마찰로 요도를 위아래로 움직이는 자세는 좋지 않다. 극심한 마찰로 인해 요도가 부풀어 오를 수도 있고, 박테리아가 요도를 통해 더 쉽게 이동할 수도 있기 때문이다. 따라서 차라리 파트너가 더 좁은 각도로 당신 몸에 들어오도록 하는 편이 더 낫다. 이는 감염 예방 이외에도 또 다른 이점이 있다. 이 각도로 압력을 가하면 파트너가 자동으로 당신의 음핵(바깥쪽, 질 바로 앞에 있다)과 G-스폿(바로 앞쪽, 질의 위쪽 벽에 있다)을 마사지하게 된다. 그렇게 되면 당신은 이중으로, 즉 더 빠르고 강렬하게 오르가슴에 도달하게 된다.

이왕 말이 나왔으니 하는 말인데, 당신의 성관계에 혹시 항문 섹스가 포함되어 있다면 다시 삽입하기 전 손가락과 음경 또는 여러분의 가장 소중한 것 안에 존재하는 모든 부분을 주의 깊게 닦아야 한다. 안 그러면 생식기를 뒤쪽에서 앞쪽으로 닦아 낼 때처럼 장내 세균이 제멋대로 요도로 이동한다.

이때 피임도 중요한 역할을 한다. 특히 페서리를 삽입했을 경우 더 주의가 요망된다. 한 연구에 따르면 페서리를 삽입한 여성은 방광염 발생 가능성이 네 배나 높다. 이는 한편으로는 페서리를 통해 질 내에서 박테리아, 특히 대장균 박테리아가 증식될 수 있기 때문이다. 또한 페서리는 박테리아가 더 잘 번식할 수 있는 질 환경을 만든다. 별로 깨끗하지 않은 탓에 박테리아의 완벽한 배양기가 되는 것이다. 그 외에도 페서리는 삽입 위치로 인해 요도에 압력을 가하게 되는데, 그것이 요도를 자극하고 세균 감염에 더 취약하게 만들 수 있다. 따라서 당신이 자주 방광염에 걸린다면 피임 방법을 바꾸는 것이 좋다.

## 섹스로 인한 방광염:
## 박테리아들 간에 서로 소통이 안 될 때

사랑을 나눈 후 방광염이 자주 발생할 경우, 그건 단지 서로의 박테리아들 간에 소통이 잘 안 되기 때문일 수도 있다. 당신과 당신의 연인만큼 박테리아들이 상대방을 섹시하다고 생각하지 않는다는 뜻이다. 사람은 각기 몸 안팎에 서로 다른 박테리아를 지니고 있는데, 이는 완전히 정상적인 일이다. 그런데 사랑을 나누는 동안 파트너의 박테리아가 당신의 박테리아를 만나서 먼저 서로 익숙해져야 한다. 대부분은 이 낯선 박테리아가 우리의 질 세균과 그곳에 서식하는 박테리아를 교란시키고 방해한다. 그리고 불행하게도 이는 장기적으로 감염을 촉진할 수 있다.

하지만 걱정할 필요 없다. 그것 때문에 새로운 연인과 헤어질 필요도 없다. 오히려 그 반대다. 박테리아가 서로 더욱 친숙해지도록 앞으로 더 자주 잠자리를 가지면 된다. 정말이다! 이는 박테리아들에게 더 좋은 친구가 될 수 있는 기회를 제공한다. 물론 그것이 하루아침에 이루어지지는 않는다. 하지만 그럴 만한 가치가 있다. 박테리아들이 서로를 더 사랑할수록 방광염의 발병이 줄어든다.

## 감기로 인한 방광염

〈옷을 따뜻하게 입고, 신장을 가리고, 차가운 돌에 앉지 마라. 안 그러면 방광염에 걸려…….〉 맞다, 우리 어머니들은 틀리지 않았다. 그렇다고 해서 실제로 맞는 말도 아니었다. 여름보다는 추운 계절에 더 자주 아프다는 것은 사실이다. 하지만 이는 직접적인 추위 때문에 그런 게 아니라 추위가 우리 몸에 미치는 영향 때문이다. 면역 체계를 보호하고 우리 몸의 체온을 36.8도로 일정하게 유지하기 위해서 신체는 아주 열심히 일해야 한다. 그렇지 않으면 장기에 충분한 혈액이 공급되지 않아 더 이상 최적의 기능을 수행할 수 없게 된다. 그 결과는 다음과 같다. 신진대사가 억제되고 혈관이 수축되며 면역 체계가 더 이상 제대로 작동하지 않는다. 그것이 방광에 의미하는 바는 보호 점막에 더 이상 혈액이 공급되지 않아 박테리아의 침입을 더 이상 효과적으로 방어할 수 없다는 것이다.

체온 저하로 인해 방광염에 걸릴 수 있다. 하지만 그건 단지 우리의 면역 체계가 약해졌을 경우에만 해당된다. 따라서 이렇게 말하는 것이 더 정확하다. 항상 옷을 따뜻하게 입고, 건강한 식단으로 영양을 골고루 섭취하고, 목욕 후에는 젖은 속옷이나 수영복을 즉시 갈아입도록 하라.

## 당신이 친구들보다 더 자주 방광염에 걸리는 이유

당신의 가장 친한 친구는 방광염에 한 번도 걸리지 않았거나 걸려도 평생 한두 번 정도에 그치는데, 왜 당신은 또 다시 방광염을 치료해야 하는지 궁금한가? 불행하게도 일부 사람들은 다른 사람들보다 방광염에 더 취약하다. 왜냐고? 그 이유는 아직 제대로 밝혀지지 않았다. 하지만 몇 가지 단서가 있다.

건강한 방광 벽은 박테리아가 침입하면 즉시 그것들을

제거함으로써 세포를 공격으로부터 보호하는 방어 메커니즘을 갖고 있다. 그런데 외관상으로 봐도 이 끈적끈적한 보호층은 모든 사람이 동일한 강도를 갖고 있지는 않기 때문에 박테리아가 특정 방광 벽에 더 쉽게 안착하여 문제를 일으킬 수 있다.

또한 당신의 소변이 너무 달콤하기 때문일 수도 있다. 박테리아를 죽이려면 소변은 산성이어야 할 뿐 아니라(정말 헐크처럼 분노를 폭발시켜야 한다) 아미노산, 암모니아, 라이소자임 같은 성분들을 함유하고 있어야 하다. 이 성분들은 아주 훌륭한 박테리아 킬러들이다.

어쩌면 방광이나 요도가 문제가 아니라 질 환경 때문일 수도 있다. 젖산균이라고도 알려진 유산균은 일반적으로 질 표면과 내부에 서식하면서 질에 침입하는 박테리아를 질 입구에서부터 무력화시키고, 질 세균의 pH값을 정상으로 유지시킨다. 그런데 질에 이런 유익한 균들이 너무 적을 경우 박테리아가 더 쉽게 방광에 도달할 수 있다.

예를 들어 항생제는 박테리아 감소의 원인이 될 수 있다. 또한 건강한 질에는 무엇보다도 박테리아가 달라붙어 증식하는 것을 방지하는 끈적끈적한 보호막이 갖추어져 있는데, 이 점액층이 존재하지 않거나 최소한으로만 존재한다면 당연히 박테리아가 더 쉽게 기승을 부리지 않겠는가.

## 잘 가라, 방광염

방광이 아주 미미하게 아프거나 불편해도 꼭 기억해야 할 중요한 사실 하나. 마시고, 마시고, 또 마시는 것이다. 제일 좋은 것은 물이나 차를 마시는 것이다. 방광을 깨끗이 씻어 내는 데 최고로 적합한 차는 자작나무나 쐐기풀 잎사귀가 포함된 방광용 차와 신장용 차다. 화장실에 더 자주 갈수록 박테리아는 방광에 정착하기가 더 힘들어진다. 그냥 소변과 함께 씻겨 나가기 때문이다. 샤워하는 것과 같은 원리다. 맞다, 화장실에 갈 때마다 아프면 불행하게도 그게 전혀 도움이 안 된다는 것을 나도 안다. 그래도 어쩌겠는가. 그냥 눈을 꾹 감고 (괄약근을 열고) 소변을 보라! 물을 너무 적게 마시면 박테리아가 아무런 방해도 받지 않고 방광 벽에 그대로 정착할 수 있다.

통증이 참을 수 없을 만큼 심할 때는 당연히 진통제를 사용할 수 있다. 이 경우 대체로 이부프로펜이 적합하다. 2015년 실시된 어느 연구에서 입증된 바에 의하면, 환자의 70퍼센트가 약 복용 후 며칠 만에 증상이 사라졌다고 한다. 그에 반해 항생제를 복용한 환자들의 경우에는 통증이 사라진 사람이 80퍼센트로, 겨우 10퍼센트밖에 더 많지 않았다고 한다. 그 외에도 온찜질이 통증 완화에 도움이 된다. 월경통의 경우와 유사하게 탕파나 온열 패치를 배에 올려놓는 것, 뜨거운 물로 목욕하는 것 등이 도움이 된다.

그냥 즐겁게 생활하면서 자신을 잘 보살피도록 하라. 아픈 사람은 휴식이 필요한 법이다. 아주 중요한 것은 당황하지 않는 것이다. 아무리 심한 방광염이라 해도 대부분은 사흘 안에 증상이 저절로 사라진다. 그러니 의사를 찾아가 항생제를 처방받지 않아도 된다. 하지만 열이 나거나 허리에 통증이 있다면 반드시 의사를 찾아가야 한다.

## 항생제에 대한 찬반 여부

항생제는 물론 효과가 빠르고 일반적으로 안전하다. 만약 내 뱃속에서 처키와 프레디와 페니와이즈가 온갖 악행을 저지르는 것 같은 느낌이 들면 그들을 멈춰 세우기 위해 당장 의사를 찾아가 적합한 항생제를 처방받는 것이 가장 바람직하다.

다만 한 가지, 장기적으로 보면 항생제는 별로 건강에 좋지 않다. 항생제는 사람들한테서 일반적으로 잘 발견되지 않는 박테리아 구조를 파괴한다. 1차적으로는 좋은 일이다. 하지만 항생제가 좋아하는 2차 표적들이 있다. 바로 장내 유익균과 유산균이다. 장내 유익균이 없으면 우리는 자가 면역 질환, 소화 불량, 또는 비만에 더 취약해진다. 더불어 전체 면역 체계의 균형도 무너진다. 앞에서 설명한 바와 같이 유산균이 없으면 박테리아가 방광에 더 쉽게 침투할 수 있고, 효모균도 더 쉽게 활동할 수 있다. 운이 나쁘면 모든 것이 악순환되면서 곧바로 방광염으로 이어진다.

항생제는 유익균을 파괴하는 것 이외에 장기적으로 내성을 유발할 수도 있다. 따라서 세균이 항생제에 내성이 생기지 않도록 유의해야 한다. 내성은 항상 동일한 항생제만 반복적으로 복용하거나 특정 음식을 자주 먹을 때 생길 수 있다.

식단에 주기적으로 육류 제품이 올라온다면 자신도 모르게 매번 항생제를 섭취하고 있을 가능성이 높다. 2015년 독일 환경 자연 보호 연맹BUND이 무작위 검사를 실시했더니 마트에서 구매한 칠면조 고기 제품의 총 88퍼센트에서 항생제가 검출되었다. 그런 식으로 내성이 꾸준히 증가하고 있고, 그로 인해 우리는 점차 항생제에 대한 면역력이 강해지고 있어 언젠가는 항생제가 더 이상 전혀 도움이 안 되는 날이 올 것이다. 그렇다고 해서 항생제를 악마로 낙인찍고 복용을 회피하는 것은 말도 안 된다. 다만 항생제가 첫걸음이 되어서는 안 된다는 뜻이다.

며칠이 지나도 방광염이 저절로 낫지 않거나 통증이 옆구리까지 올라오고 열이 나면, 더 이상 항생제 치료를 배제하지 마라. 하지만 사전에 의사로부터 항생제의 위험성과 부작용에 대해 설명을 충분히 들어야 한다.

## 방광염 예방법

방광염을 100퍼센트 막을 수는 없다. 하지만 적어도 방광염에 걸릴 확률을 최소화하기 위해 할 수 있는 일이 몇 가지 있다. 유달리 방광염에 취약한 사람이라면 적절한 위생에 유의해야 한다. 자극적인 샤워 젤이나 비누, 또는 음부용 스프레이의 사용을 피하라는 것이다. 여성의 질은 스스로 깨끗하게 유지될 수 있다. 그게 안 된다면 당신이 지속적으로 우리의 소중한 보석 상자에서 나쁜 박테리아와 세균, 곰팡이와의 싸움에서 아주 중요한 역할을 하는 장내 세균총을 파괴하고 있기 때문이다. 질의 건강을 위해서는 pH값을 4.5 이하로 유지하는 중성 제품들이 더 적합하다.

또한 중요한 것은 올바른 옷차림이다. 예를 들어 너무 꼭 끼는 바지는 보기에도 안 좋을 뿐만 아니라 걸을 때마다 살이 쓸린다. 그것은 방광염을 비롯해 음부에 안 좋은 질병을 유발할 수 있다. 솔기에 가랑이가 쓸리고 걸을 때마다 마찰이 생기면 섬유로 인해 염증이 생기고 박테리아가 더 쉽게 방광으로 퍼질 수 있다.

생리 중에는 탐폰과 패드를 주기적으로 교체해야 한다. 패드를 교체할 때마다 소변을 보는 것이 가장 좋다. 또한 생리용품을 고를 때는 점막을 자극할 수 있는 인공 첨가물이 포함되지 않은 제품을 선택하라. 100퍼센트 면 소재 제품이 가장 안전하다.

마지막으로 다시 한번 말한다. 충분한 수분 섭취만큼 중요한 것은 없다. 또한 박테리아가 증식할 기회를 갖지 못하도록 방광을 항상 깨끗이 씻어 내리도록 하라. 평소 늘 건강한 식단을 유지하고 추운 곳에 너무 오래 머물지 마라. 당신의 건강을 잘 챙기는 것이 관건이다. 면역 체계가 강하면 강할수록 박테리아의 공격은 더욱 무뎌진다.

## 크랜베리는 정말 방광염을 치료하는 마법의 약인가

방광염에 시달리는 젊은 여성이라면 늘 이런 말을 듣는다. 〈크랜베리 어때? 방광에는 그게 최고로 좋다던데…….〉 하지만 그게 정말 사실일까?

어렵게 찾아낸 몇 가지 정보를 먼저 자랑하겠다. 이 작고 빨간 과일은 독일어로 〈큰 열매를 맺는 베리〉라는 뜻을 가지고 있으며, 원산지는 북아메리카다. 키 작은 관목 식물인 크랜베리는 북아메리카 전역에 널리 분포되어 있으며, 이 작고 빨간 열매에는 우리 몸에 좋은 성분이 아주 많이 들어 있다. 우선 비타민 C와 $B_6$, K, 프로비타민 A가 함유되어 있다. 그 외에도 칼슘과 칼륨, 마그네슘, 엽산, 나트륨도 들어 있다. 하나같이 중요하고 좋은 물질임에는 의문의 여지가 없다. 특히 크랜베리는 프로안토시아니딘을 통해 방광염에 맞설 수 있는 가장 중요한 무기를 제공한다. 발음도 어렵고 철자도 어려운 이 물질은 대장균(대장균이 방광염 발병 원인의 80퍼센트를 차지한다는 사실을 기억하라)이 방광 벽에 정착해 고약한 염증을 유발하는 것을 막아 준다고 한다.

전문가들은 실제로 크랜베리의 효과가 얼마나 대단한지에 대해 오랫동안 논쟁을 벌여 왔다. 일부 사람들은 크랜베리 캡슐이나 주스를 많이 섭취하는 것은 별로 의미가 없다고 주장한다. 크랜베리가 주 활동 무대인 방광에 도달하려면 장과 간을 거쳐 아주 먼 길을 이동해야 하는데, 그 과정에서 중요한 성분들이 거의 사라지기 때문이라는 것이다. 반면에 어떤 전문가들은 크랜베리가 방광염을 미리 대비하고 보호하는 효과가 확실하다고 맹세하면서, 규칙적으로 100퍼센트 크랜베리주스를 마시거나 정제를 복용할 것을 권장한다.

특발성 방광염의 경우라면 염증을 막기 위해 크랜베리를 사용할 수 있다. 하지만 이 빨간 기적의 열매는 이미 진행 중인 심각한 만성 요로 감염을 해결해 주지는 못한다.

마노스의 경우도 비슷하다. 식물성 다당류의 일종인 마노스 생산자들은 이것을 방광의 건강을 지키는 기적의 제품으로 선전한다. 모든 약국에서 마노스 정제를 구매할 수 있다. 연구에 따르면, 당류는 박테리아를 붙잡아 그것이 방광 벽에 달라붙는 것을 막아 준다. 하지만 유감스럽게도 크랜베리의 경우와 마찬가지로 마노스에 대해서도 아직 확실한 결론이 나지 않았기 때문에 그 효과를 확인할 수도, 부인할 수도 없다.

## 복잡한 방광염과 복잡하지 않은 방광염

의사들은 방광염을 복잡한 방광염과 복잡하지 않은 방광염의 두 가지 유형으로 나눈다. 이 두 가지 중에 어느 것이 우리에게 더 큰 문제를 일으키는지 추측해 보라. 정확히 말하면, 복잡한 방광염 쪽이다.

혹시 소변에서 피가 나온다면 당황하지 마라! 이는 방광염에서 자주 발생하는 일이지만 그게 곧바로 경보 발령은 아니다. 소변볼 때, 혹은 지속적인 요의를 느낄 때 〈단지〉 통증만 느끼는 게 아니라 발열과 오한, 허리 통증이 수반되는 경우 복잡한 방광염이라고 부른다. 이는 박테리아가 방광이나 요도에서만 문제를 일으키는 것이 아니라 신우에서도 문제를 일으킬 때 자주 발생한다. 그때는 즉시 의사를 찾아가야 한다.

복잡한 방광염은 다량의 수분을 섭취하여도 소변으로 〈완전히 씻어 내거나〉 떨궈 버릴 수가 없다. 따라서 이때는 항생제를 복용해야 한다. 다행스럽게도 젊은 여성 중 약 5퍼센트만 복잡한 방광염을 앓고 있고, 나머지 95퍼센트는 더 무해한 변종 방광염을 앓고 있다. 이는 대개 물과 차를 많이 마시면 며칠 후 저절로 사라진다. 불행하게도 만약 당신이 불운한 5퍼센트에 속한다면 그 원인을 분명히 밝혀야 한다.

그러기 위해서는 몇 가지 검사가 필요하다. 일반적으로 의사는 먼저 병력을 확인하고, 소변을 검사하고, 소변 배양 검사를 실시한다. 검사의 목적은 어떤 박테리아가 불행의 원인인지, 또 어떤 항생제가 그 원인을 제거할 수 있을지 알아내는 것이다.

**ⓘ 복잡하지 않은 방광염**
- 하부 요로에서 발생한다.
- 무해하다.
- 일반적으로 사나흘 정도 지나면 저절로 사라진다.
- 충분한 수분 섭취와 보온으로 쉽게 치료할 수 있다.

**ⓘ 복잡한 방광염**
- 소변볼 때 통증 이외에 발열이나 옆구리 통증이 수반된다.
- 반드시 의사에게 진찰과 치료를 받아야 한다.
- 항생제로 치료한다.
- 치료하지 않고 방치하면 신우염으로 발전할 수 있다.

## 방광염이 계속 재발하는 경우

방광염이 가라앉았나 싶더니 갑자기 다시 밑이 따끔거리고 화끈거리기 시작한다. 아니 벌써? 또 방광염이라고? 말도 안 된다. 어쩌면 방광염의 재발이 아닐 수 있다. 하지만 유감스럽게도 재발일 수도 있다. 의사들은 방광염이 1년에 세 차례 이상 찾아오면 그걸 재발성 방광염이라고 한다(차라리 좀비 방광염이라고 부르는 게 어떨까). 재발성 방광염으로 고생하는 수많은 젊은 여성을 알고 있기에 어둠 속에, 즉 방광 속에 약간의 빛을 비춰 주고 싶다.

일반적으로 방광염은 치료가 제대로, 또는 충분히 이루어지지 않은 탓에 일부 박테리아가 들키지 않고 방광 벽에 그대로 남아 있을 때 종종 재발한다. 이는 사용된 항생제가 효과가 없는 내성 세균이었을 경우다. 아니면 처방된 약을 실제로 완치될 때까지 복용하지 않았을 경우다. 〈더 이상 증상이 느껴지지 않으니 이제 다 나았구나〉라고 생각하는 사람이 있다면 절대 그래서는 안 된다. 제발 의사가 처방한 기간 동안은 끝까지 항생제를 복용하라.

하지만 방광 벽 손상으로 방광염이 재발했을 가능성도 있다. 박테리아와 세균이 방광 벽에 생긴 작은 틈새나 구멍 속에 아주 쉽게 숨어 있다가 다시 공격을 재개한 것이다. 물론 새로운 세균이 방광으로 몰래 침입했을 가능성도 있다. 그런 경우라면 진찰을 통해 당신의 방광이 왜 자신을 제대로 방어할 수 없는지 명확히 알아내야 한다.

문제는 유감스럽게도 재발성 방광염을 실제로 예방할 수 있는 방법이 없다는 것이다. 대부분의 박테리아를 씻어 내리기 위해 수분을 더 많이 섭취하는 것은 분명 도움이 된다. 당신의 상태를 잘 아는 믿을 만한 비뇨기과 전문의를 주치의로 두는 것도 좋다. 주치의를 통해 강력한 항생제를 처방받아, 3개월에서 6개월 정도 꾸준히 장기 복용하는 것도 괜찮다. 이는 방광 벽 어딘가에 숨어 있는 박테리아를 영구적으로 박멸하기 위한 것이다. 항생제를 장기간 복용함으로써 생기는 부작용을 최대한 줄이려면 주치의한테 항생제 치료를 통해 파괴되는 유익균을 다시 형성할 수 있는 방법에 대해 조언을 구해야 한다. 입으로 먹는 경구약이나 좌약으로 삽입하는 다양한 제품이 시중에 나와 있다.

2004년 이후 주사로 방광염 예방 접종이 실시되었다. 겁이 많은 여성들을 위해서는 비활성 박테리아를 경구 섭취할 수 있는 캡슐이 제공된다. 이 약물은 다수의 비활성 대장균 균주를 의도적으로 몸 안으로 들여보내 우리 몸이 시스템 침입자에 익숙해지게 만듦으로써 신체의 기본 면역력을 키우고, 그 결과 앞으로 더 이상 감염에 취약하지 않도록 해준다.* 이 두 가지 방식 모두 재발성 방광염을 50~60퍼

---

* 국내에서는 유로박솜과 같은 경구용 면역 증가제를 사용하고 있다. 유로박솜은 요로 감염을 유발하는 원인균의 90퍼센트를 차지하는 대장균의 동결 건조 균체 용해물로 재발성 또는 만성 요로 감염에 사용된다. 예방 백신 중 죽은

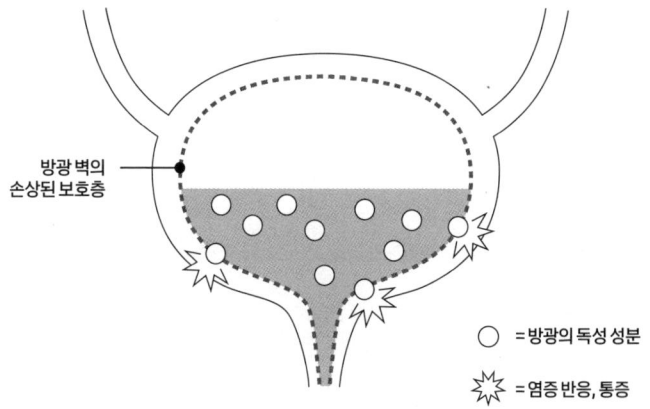

센트 감소시키는 것으로 알려져 있다. 하지만 건강 보험 회사에서는 일반적으로 이 치료법의 효과가 충분히 입증되지 않았다는 이유로 비용 부담을 거부한다.

## 방광의 지속적인 통증: 무시무시한 간질성 방광염

무슨 방광염이라고? 단어만 들어도 벌써 혼란스럽고 안 좋은 생각만 떠오른다. 〈간질성(間質性)〉이라는 용어는 〈중간에〉 혹은 〈사이 공간에〉라는 의미가 내포되어 있다. 그게 핵심이다. 우리가 익히 알고 있는 방광염과 달리 간질성 방광

---

세균을 체내에 삽입해 면역 작용을 일으키게 하는 백신과 유사한 방식으로 죽은 대장균을 복용해 요로 감염균에 대한 면역력을 높이는 작용이다. 국내에서 유로박솜 처방은 건강 보험이 적용된다. 이하 모든 주는 옮긴이의 주다.

염은 염증이 방광 벽이 아니라 더 깊은 곳에서 발생한다. 왜 그렇게 되는지는 명확하게 밝혀지지 않았지만 글리코사미노글리칸* 층 때문일 것으로 추정된다. 방광의 보호 피막이 손상되었을 경우 소변이 곧바로 방광 벽에 닿게 되는데, 그럴 경우 극심한 통증과 함께 염증이 발생해 만성화되기도 한다.

간질성 방광염에 대해서는 아직까지 연구의 역사가 일천하여 안타깝게도 치료 결과나 검사 결과가 많지 않다. 진단은 일반적으로 배제 과정을 통해 이루어진다. 〈방광 결석이 문제일까요? 아니면 곰팡이와 바이러스 때문일까요? 혹시 생식기 포진이 원인이 아닐까요?〉

방광경 검사나 조직 검사를 통해 최종적으로 방광이 얼마나 늘어났는지 측정하고, 그를 기반으로 정확한 진단이 이루어진다. 이때 방광 점막이 어떤 반응을 보이는지도 검사한다. 유감스럽게도 간질성 방광염에 걸리면 소변을 배출할 때, 즉 방광이 정상 크기로 수축될 때 방광 점막이 찢어지면서 출혈이 심해지기 시작한다. 아주 위험한 상황이다. 그 때문에 이 검사는 전신마취 후 진행되므로 당사자는 점막이 찢어지는 것을 전혀 인지하지 못한다.

만약 최종적으로 간질성 방광염에 걸렸다고 진단받으면, 방광 점막을 다시 정상 상태로 되돌려 놓아야 한다. 의사는 카테터를 사용하여 히알루론산이나 펜토산폴리황산

* 분자량이 큰 사슬 형태의 이질(異質) 다당류를 통틀어 이르는 말.

나트륨과 같은 특정 물질을 방광에 직접 주입함으로써 이를 수행한다. 펜토산폴리황산나트륨은 너도밤나무에서 추출한 성분으로 방광 벽의 보호층과 유사하며 방광 벽의 재생을 돕는다. 현재 이 활성 성분을 함유한 약물들이 지속적으로 개발되고 있으며, 독성 물질이 방광 벽을 통과하여 통증과 염증을 유발하는 것을 방지하기 위해 약물의 장기 복용은 규제하고 있다. 하지만 효과가 나타날 때까지 시간이 오래 걸리기 때문에 반년 정도는 복용해야 개선을 기대할 수 있다.

그 외에 소위 EMDA 요법Electro Motive Drug Admistration도 있다. 국소 마취제와 코르티솔을 방광 내부에 주입하는 치료법인데, 약물이 방광 벽 깊숙이 침투해 지속적인 효과를 낼 수 있도록 동시에 매우 약한 전류로 자극한다. 또한 항우울제를 처방할 수도 있다. 항우울제의 부수 효과가 바로 통증 완화다.

## 남성이 여성보다 방광염에 잘 걸리지 않는 이유

남성들은 이제부터 음경 대신 요도의 길이를 과시해야 할 것 같다. 실제로 남성의 요도는 길이가 20~25센티미터 정도 되는데, 이는 여성의 요도보다 일곱 배나 긴 것이다. 또한 남성은 요도와 항문이 여성보다 훨씬 멀리 떨어져 있기 때문에 방광에 있는 박테리아로 인해 방광염에 걸릴 가능성이 아주 적다. 불공정한 일이다. 통계적으로 평생 동안 방광염에 걸리는 남성은 100명 가운데 1명 정도다. 하지만 일단 방광염에 걸리면 우리 여성의 경우보다 상황이 훨씬 더 복잡하다.

남성이 방광염에 걸리는 것은 대부분 더 이상 소변을 완전히 배출할 수 없게 되는 전립샘 비대 때문이다. 방광에 남아 있는 소변에 시간이 지남에 따라 박테리아가 축적되어 염증을 유발하는 것이다. 그렇기 때문에 남성은 혹시 방

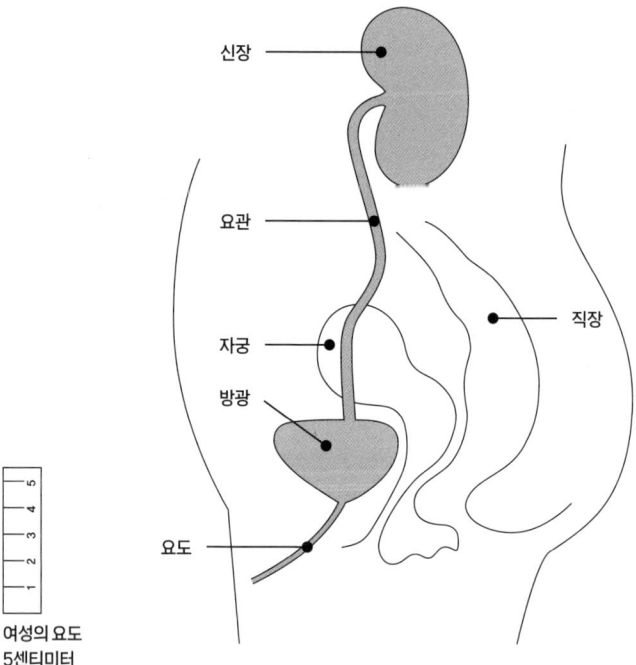

**여성의 요도 5센티미터**

광염이 아닐까, 하는 일말의 의구심이라도 생기면 당장 믿을 만한 비뇨기과 전문의를 찾아가야 한다. 걱정해야 할 또 하나의 사실은 남성은 방광염이 아니라 전립샘염에 걸린다는 것이다. 요도를 통해 이동하는 박테리아가 방광에 도달하기 직전에 전립샘으로 들어가 염증을 유발하는 것이다. 일반적으로 이때 발열과 심각한 통증, 근육통, 오한 등의 증상이 나타난다. 전립샘은 방광처럼 속이 텅 빈 장기가 아니라 조직으로 이루어져 있으며, 혈액 순환을 통해 더 많은 장기와 연결되어 있기 때문이다.

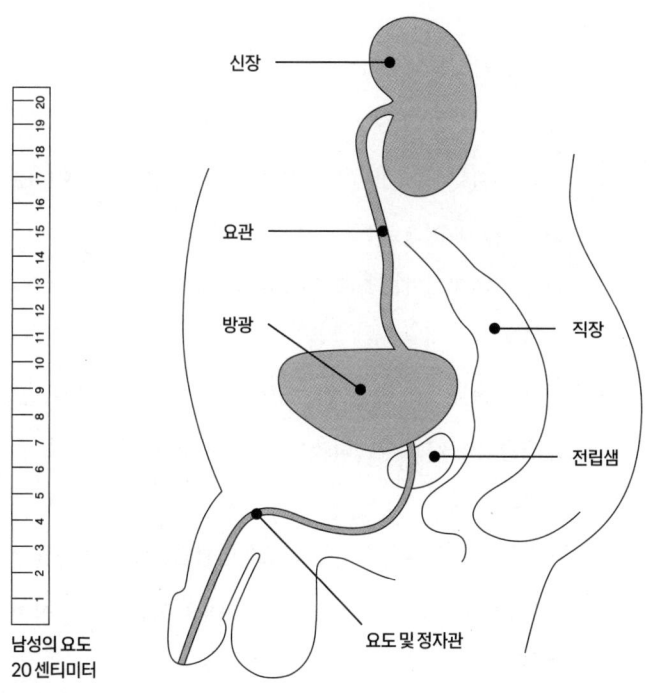

남성의 요도
20 센티미터

3. 짜증 나고 고통스러운 질병, 방광염

⚠️ **방광염에 자주 걸리는 모든 여성이 알고 있는 (그리고 실천하는) 행동 10가지**

- 배를 가려 주지 않는 상의는 입지 않는다. 성가시더라도 신장과 배가 항상 잘 덮여 있는지 꼼꼼하게 확인한다. 하이 웨이스트 청바지? 최고다.
- 성관계 후에 누운 채 서로 껴안고 있나? 있을 수 없는 일이다. 독거미에 물린 것처럼 화장실을 향해 질주하라. 그리고 성관계를 갖기 전에는 우선 물부터 한 컵 마신다.
- 본격적으로 사랑을 나누기 전에 파트너한테 손과 성기를 깨끗하게 씻어 줄 것을 요청한다. 비누와 수건은 미리 준비해 놓는다.
- 아니면 욕조 안이나 샤워기 밑에서 일을 치르는 것이 제일 좋다.
- 야외 피크닉이나 야외 이벤트가 있다고? 그럴 때면 할머니 같다는 소리를 듣더라도 늘 바닥에 깔 수 있는 따뜻한 담요를 준비한다. 〈나중에 후회하는 것보다 안전한 게 백배 낫다.〉
- 사무실 동료들이 당신에게 항상 이부프로펜이나 다른 진통제가 있느냐고 묻는다. 당신은 걸어 다니는 약국으로 통한다.
- 한여름에 탐파를 갖고 다닌다고? 방광염한테는 여름휴가가 없다. 그리고 당신의 아픈 배를 달래 줄 사람은 당신 자신뿐이다.

- 당신이 다니는 비뇨기과에 오래전부터 더 이상 전화로 예약하지 않는다. 대신 정기적으로 직접 병원을 찾는다. 시간이 그리 오래 걸리지 않는다.
- 단골 약국의 진열대에 무슨 약이 놓여 있는지 속속들이 안다. 그리고 늘 방광과 요로를 보호할 수 있는 새로운 약을 찾고 있다.
- 오렌지주스? 체리주스? 아니면 바나나주스? 아니. 당신의 잔에는 늘 크랜베리주스만 따른다. 당신은 모든 브랜드를 알고 있고, 어떤 제품에 당분이 어느 정도 함유되어 있는지 안다. 또 가격 대비 효과가 가장 좋은 제품이 무엇인지도 알고 있다.

(!) **방광염 증상이 나타날 때 하는 올바른 행동**
- 방광에 있는 병원균을 씻어 내기 위해 수분(물이나 차)을 많이 섭취한다.
- 통증이 있을 때는 몸을 따뜻하게 하고 진통제(이부프로펜)를 복용한다.
- 휴식을 충분히 취하면서 자신의 건강에 신경 쓴다.
- 발열이나 옆구리 통증이 있으면 즉시 의사를 찾아간다.
- 의사가 처방한 기간 동안 항생제를 꾸준히 복용한다.

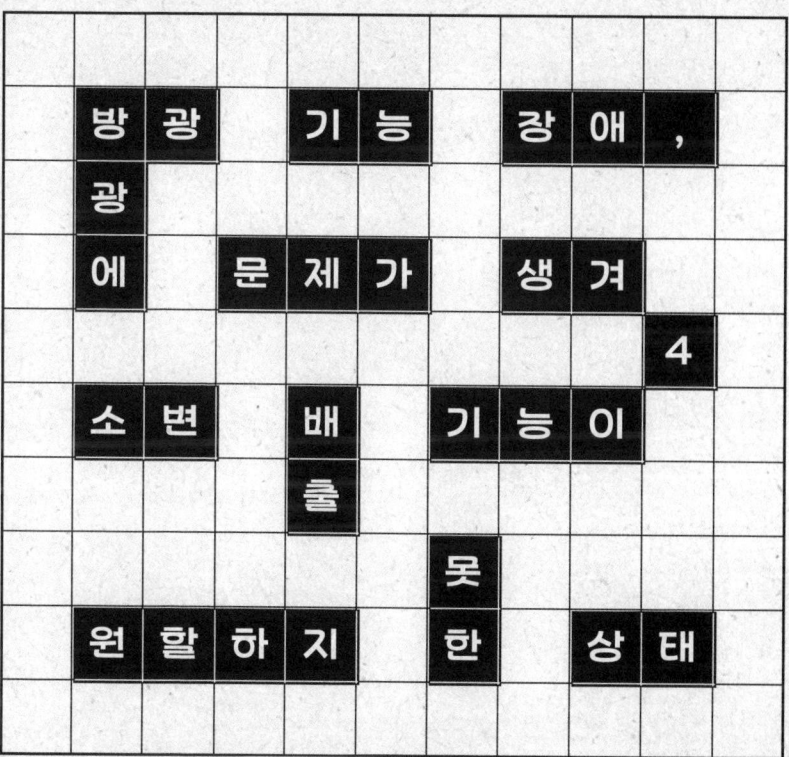

화장실에서 소변이 잘 나오면 우리는 배뇨에 대해 크게 걱정하지 않는다. 하지만 언제, 어디서든 본인이 원하는 방식으로 소변을 볼 수 없다면 어떨까? 아니, 정확히 정반대의 상황이 일어날 수도 있다. 즉 방광이 가득 차지도 않았는데 통제가 안 될 정도로 엄청난 요의를 느낀다면? 그것도 거의 20분에 한 번씩 그런 일이 생긴다면? 그런 상황이 닥친다면 시스템에 문제가 생긴 것이 확실하다.

## 과민성 방광: 하루 종일 소변보는 일에 매달려야 하는 것

일반적으로 방광은 350~550밀리리터의 소변을 저장한다(남성의 경우에는 방광 용량이 약 550~750밀리리터다). 따라서 방광은 크랜베리주스, 오렌지주스, 귀리 우유 등 긴 하루에 우리가 마시는 어떤 음료라도 0.5리터 정도는 받아줄 수 있다. 그러다 어느 순간 방광은 요의를 통해 우리한테 최대한 빨리 방광을 비우라고 요구한다. 그래야 자기도, 또 우리도 불쾌하지 않을 거라고.

우리가 이 작업을 잘 수행하면 동일한 게임이 다시 시작된다. 이 과정은 보통 두 시간 정도 소요된다.

그런데 30분마다, 혹은 그보다 더 자주 방광을 비우라는 신호를 보낸다면 뭔가 심각한 문제가 생긴 것이다. 그건 어쩌면 당신의 방광이 지나치게 활동적이거나 과민하다는 뜻이다. 하루에 다섯 번 이상 화장실에 가는 경우가 거기에 해당된다. 원래 그렇게 자주 화장실에 가면 안 되는 건가?

오늘 자신이 화장실에 다녀온 횟수를 돌아보고 다섯 번이 넘는 것에 깜짝 놀랐나? 설사 그렇더라도 패닉에 빠지지 마라. 어쩌면 오늘 평소보다 음료수를 더 많이 마셨을지 모른다. 음료수가 아니라 혹시 이뇨 작용을 촉진하는 오이나 아스파라거스를 먹은 건가? 혹시 최근 방광에 신경 쓰지 않아서(차가운 바닥에 그냥 앉았거나, 수분을 너무 적게 섭취했거나, 새 파트너와 격렬한 애정 행위를 했거나) 그냥 방광이 약간 짜증 나고 과민해진 것이 아닐까? 자, 이해했겠지? 며칠 동안 방광을 더 자세히 관찰하고, 방광을 따뜻하게 유지하라. 그리고 이게 제일 중요한데, 수분을 충분히 섭취하라. 그렇게 했는데도 다섯 번 이상 화장실에 가야 한다면 반드시 믿을 만한 의사를 찾아가야 한다.

우리에게 필요 이상으로 화장실을 찾게 만드는 뻔뻔한 짓을 일삼는 과민성 방광은 화장실에 가야 한다는 사실조차 평소처럼 친절하고 정중하게 알리는 법이 없다. 과민성 방광은 요의가 곧바로 0에서 100으로 올라간다.

이런 장면을 한번 상상해 보라. 카페에 앉아 기분 좋게 계피 가루를 뿌린 차이 티를 마시면서 친구의 흥미진진한 최근 데이트 이야기를 듣고 있는데 갑자기 엄청난 요의가 밀려온다. 배뇨 충동이 어찌나 큰지 도저히 참을 수가 없다. 그런 상황에서 이야기가 끝날 때까지 참는다고? 불가능한 일이다. 오줌보가 수뢰처럼 금방이라도 터질 것 같은 느낌이 들어 결국 충동을 못 이기고 화장실로 질주한다. 그런데 다급하게 바지를 끌어 내리고 변기에 소변을 보는 순간 자신의 방광이 아직 완전히 차지 않았다는 사실을 깨닫는다. 생각보다 소변량이 많지 않은 것이다. 맞다, 이건 과민성 방광과 상관이 있다. 제때 화장실에 가지 못해서 가는 도중 소변이 새어 나오면 전문가들은 그걸 절박 요실금이라 부른다. 절박 요실금은 과민성 방광의 부수 현상일 수 있지만 반드시 그런 것은 아니다.

> ⓘ **과민성 방광에 해당되는 경우**
> - 수분을 정상적으로 섭취했음에도 불구하고 일상생활이나 수면에 지장을 줄 정도로 화장실에 자주 갈 때.
> - 배뇨 충동이 급작스럽게, 그리고 아주 절박하게 나타날 때.
> - 제때 화장실에 갈 수 없어 자칫 바지에 소변을 지렸을 때.

## 식스 팩 방광 근육과 과민성 방광의 기타 원인들

갑자기 방광에 문제가 생겨 20분마다 화장실을 찾는다면 그건 대부분 배뇨근 때문이다. 방광 근육이 너무 강해 소변이 적게 모였는데도 방광이 최고 속도로 수축하는 것이다. 방관 근육이 왜 헐크가 되어 20분 간격으로 싸움을 거는 걸까? 아직까지는 아무도 그 원인을 제대로 알지 못한다.

하지만 해당 분야 전문가들은 방광 벽이 변화돼서 압력 측정 센서가 너무 민감해진 탓일 거로 추정한다. 과민해진 방광 센서들이 너무 일찍 방광을 비우라는 신호를 보내는 것이다. 왜냐고? 그 이유는 아직 불분명하다.

어쩌면 척수를 거쳐 뇌로 압력 신호를 전달하는 신경 경로가 손상되었을 가능성이 있다. 추간판 헤르니아(척추 원반 탈출증) 같은 척추 손상, 또는 파킨슨병이나 다발 경화증 같은 신경계 질환으로 인해 신경 자극 출력이 변경되어 방광 근육이 예상보다 일찍 수축될 수도 있다. 이런 경우를 비뇨기과 전문의는 신경 인성(원인성) 방광이라 부른다.

방광염에 자주 걸리는 경우, 이는 방광 벽이 너무 빈번한 박테리아의 공격으로 매우 예민해지는 바람에 압박 센서가 더 이상 제대로 작동하지 않는 것일 수 있다.

불행하게도 배뇨근의 과잉 활동이 특발성으로 생겼을 가능성도 그리 드물지 않다. 이게 의학적 진단이라고? 해석하자면, 당신의 방광 근육이 과도하게 활동하는 이유를 전혀 찾을 수 없다는 말이다. 젠장! 이런 경우 의사는 증상을 완화할 수 있을 뿐, 원인을 제거할 수는 없다.

배뇨근 과잉 활동 이외에 과민성 방광의 원인은 여러 가지가 있다. 예를 들어 장기에 요로 결석이나 종양 같은 이물질이 있을 수 있다. 아니면 염증이 생긴 경우다. 그렇기 때문에 초음파나 방광경 검사를 통해 원인이 방광에 있는지, 또 만약 그렇다면 정확히 무엇 때문인지 정확하게 진단하는 것이 중요하다.

의사가 반드시 확인해야 할 것은 방광 탈출이나 자궁 탈출이다. 인대와 골반저가 마모되거나 너무 약해서 방광과 자궁을 원래 있어야 할 위치에 안전하게 고정할 수 없을 때 이런 일이 발생한다. 이로 인해 장기가 아래로 처질 수 있으며, 이는 무엇보다 과민성 방광이나 아주 강한 배뇨 충동을 유발할 수 있다.

호르몬 균형의 변화도 과민성 방광을 유발할 수 있다. 에스트로겐 수치가 떨어지면 방광은 소변 속 특정 물질에 더 강하게 반응하여 화장실에 더 자주 가게 된다. 또한 점막에 혈액 공급이 잘 이루어지지 않아도 염증에 더 쉽게 감염된다.

에스트로겐 결핍은 골반저근과 결합 조직을 약화시켜 방광이나 자궁 탈출증을 유발할 수 있는데, 만약 그런 일이 생기면 질에 삽입하는 특정 좌약을 통해 호르몬을 다시 생성할 수 있다.

의사가 방광 시스템을 완전히 뒤집어 철저하게 검사하고 다시 원래대로 되돌리고 모든 기질적 원인을 배제하고 나면 범인은 딱 하나 남는다. 바로 우리의 정신이다. 유감스럽게도 이게 사실이다. 과민성 방광은 의학적 원인을 추적할 수 없거나 제대로 설명하기 힘든 가장 흔한 여성 질환이다.

모든 배뇨 장애의 약 80퍼센트는 심리적 이유에서 비

롯된다. 〈방광이 운다〉, 〈방광은 영혼의 거울이다〉, 혹은 〈눈물이 잘못된 길을 택했다〉 같은 격언이 근거 없이 나온 게 아니다.

　대체 요법 치료사들은 방광을 우리의 감정이 지나가는 통로로 여긴다. 그래서 감정이 자유롭게 흐르지 못하면 신체적으로 방광에 문제가 생긴다고 본다. 신체에 압박을 가하는 과민성 방광에 걸린 것은 우리가 자신에게 너무 많은 압력을 가하고 있으며, 스스로 달성할 수 없거나 큰 어려움을 겪어야만 달성할 수 있는 목표를 설정하고 있다는 신호일 수 있다는 것이다. 과민성 방광에 신체적 원인이 발견되지 않는다면, 정신적 상태를 자세히 살펴보는 것이 분명 의미가 있다.

### ⚠ 끊임없이 배뇨 충동을 느끼는 이유
- 방광 근육이 너무 일찍 수축된다.
- 방광염을 앓고 있거나 방광 결석을 갖고 있다.
- 방광 탈출증이나 자궁 탈출증을 겪고 있다.
- 호르몬 균형이 완전히 무너졌다.
- 심리 상태가 방광 문제의 원인일 수 있다.

## 화장실에 자주 가야 하는 사람들이 알고 있는 10가지 사실

이것은 소변을 자주 보는 사람들, 다람쥐 방광이나 노루오줌이라는 별명을 가진 사람들, 한마디로 언제 어디서나 화장실에 가야 하는 모든 사람한테 적용된다.

자신의 몸을 부끄러워하는 것은 2019년에나 있던 일이다. 그래서 우리 몸에서 항상 중심이 되고자 하는 멋진 방광을 가진 멋진 사람들을 위한 10가지 사실을 소개하겠다.

첫째, 후회하는 것보다 안전한 것이 낫다. 집을 나서기 전에 마지막으로 꼭 해야 할 일은 무엇일까? 당연히 화장실에 가는 것이다. 실제로는 그럴 필요가 전혀 없다고 해도 말이다.

둘째, 가는 도중에 방광이 압박을 받는 경우, 가장 쉽게 갈 수 있는 화장실이 어디인지 항상 정확히 알고 있다.

셋째, 화장실 환경미화원이 당신을 알고 있을 뿐 아니라 늘 친절하다.

넷째, 항상 잔돈을 충분히 가지고 다닌다.

다섯째, 장거리 자동차 여행을 떠나기 전이나 시외 여행 중에 커피라고? 절대 안 된다! 어떤 카페인이나 말차 껌이 당신을 자극할지 정확히 알고 있지 않은가.

여섯째, 친구들과의 모임에서 당신이 달리기 몸 개그를 선보여도 오래전부터 아무도 당신이 또 화장실에 가야 하는 이유를 묻지 않는다.

일곱째, 그럼에도 불구하고 다들 당신이 화장실에서 볼일을 아주 빨리 마치고 돌아오는 것에 항상 놀란다. 연습이 대가를 만드는 법이다.

여덟째, 영화관이나 비행기에서 당신이 가장 좋아하는 좌석은? 당연히 통로 쪽 좌석이다.

아홉째, 사무실에서 당신이 자리를 비워도 아무도 놀라지 않는다. 〈또 화장실에 갔지만 10초 후면 돌아올 거예요······.〉 이건 실화다.

열째, 친구들이 산부인과 의사의 불쾌한 검사에 대해 불평을 늘어놓는다고? 당신은 그냥 피곤한 미소만 짓고 있으면 된다······. 친구들도 비뇨기과 의사를 만나면 어떤 일이 벌어지는지 알아야 한다.

## 과민성 방광 치료법

어떤 방광은 왜 밤 12시 이후에 먹이를 줬더니 발광하는 그렘린처럼 행동하는 건지 그 이유를 밝혀내는 것은 그리 쉽지 않다. 그런 방광을 적절하게 치료하는 것도 마찬가지로 어렵다. 심지어 과민성 방광이 전혀 치료되지 않은 채 단지 증상만 완화시키는 경우도 드물지 않다. 왜 그런 일이 생기는지, 또 어떤 치료법들이 있는지 간단하게 설명해 보겠다.

**과민성 방광 치료제**

일반적으로 비뇨기과 전문의는 과민성 방광에 소위 항콜린제로 불리는 정제를 처방한다. 최소한 과민성 방광의 증상을 완화시킬 수 있는 약이다. 시중에는 거의 동일한 메커니즘을 갖고 있는 수많은 종류의 정제가 시판되고 있다. 활성 물질은 특히 방광 벽에 서식하는 무스카린 수용체에 작용한다. 전달 물질인 아세틸콜린이 신경 세포에서 방광 근육으로 전달되는 것을 막아 주는 역할이다. 그 결과 방광 근육이 조기에 수축되지 않아 더 이상 화장실에 자주 갈 필요가 없어진다.

아주 좋은 약처럼 보이지만 유감스럽게도 부작용이 심하다. 무스카린 수용체는 방광뿐 아니라 신체의 다른 장기에도 있다. 예를 들어 눈에, 그리고 입이나 위장관의 침샘에. 그런데 이 무스카린 수용체가 차단되면 어떻게 될까? 맞다, 방광이 더 이상 과잉 활동을 하지 않게 되었을 뿐 아니라 소화 불량, 구강 및 피부 건조, 시각 장애 같은 일이 발생할 수 있다.

하지만 시중에는 다양한 약품이 있으므로 의사의 감독 하에 어떤 약이 당신과 당신의 신체에 가장 적합한지 테스트해 볼 수 있다. 방광에 적합한 약을 찾는 데 시간이 오래 걸리더라도 당황하지 마라. 그건 아주 정상적인 현상이다.

**방광을 훈련시키는 방법**

약을 복용하고 기다리는 것 말고 과민성 방광에 대해 스스로 적극적으로 조치를 취할 수도 있다. 바로 방광을 훈련하는 것이다. 이제부터 당신의 방광은 (아무리 재미있고 귀여워 보여도) 크런치 동작이나 윗몸 일으키기를 하면 안 된다는 사실에 겁먹지 마라. 당신의 방광이 너무 자주, 그리고 너무 일찍 경고음을 울리지 않도록 가르쳐야 한다.

그런 연습을 어떻게 하냐고? 아주 간단하다. 방광에서 신호를 보내면 곧바로 화장실로 가지 않고 조금 더 압박을 참아 보는 것이다. 이런 모토에 충실하게. 〈방광아, 미안해. 아직 네 차례가 아니야. 그러니 몇 분만 더 기다려 줘.〉

물론 말이 쉽지 실천은 몹시 어렵다는 것을 나도 안다. 하지만 방광을 진정시키는 몇 가지 팁과 요령이 있다. 예를 들어 앉기. 편안한 의자에 앉으면 골반저를 약간 아래로 밀어낼 수 있다. 허리를 살짝 구부리면 효과가 더 좋다. 이렇게 하면 압박 지점이 바뀌면서 아래쪽이 〈밀폐된〉 느낌을 갖게 된다.

다리를 꼰 채 괄약근과 무릎을 동시에 조이는 것도 도움이 된다. 이렇게 하면 배뇨 충동을 줄이고 화장실에 가는 시간을 20분 정도 늦출 수 있다. 정신을 집중하고 뱃속 깊숙한 곳까지 숨을 들이쉬고 내쉰다. 이런 호흡법은 당신과 당신의 방광을 이완시킨다. 배뇨 충동에 더 오래 맞설수록, 즉 화장실로 달려가는 대신 용감하게 자리에 앉아 더 오래 버틸수록 방광의 리듬에 따라가는 대신 더 빨리 스스로 방광을 통제할 수 있게 된다. 요컨대, 방광의 독재를 종식시켜라!

가장 쉬운 방법은 화장실에 가는 시간 간격을 점차적으로 늘리는 것이다. 지금 당장 두 시간을 버틸 필요는 없다. 처음부터 그렇게 하는 것은 당신 자신과 당신의 방광에 무리다. 화장실 가는 간격을 5분씩 늦추는 것부터 시작하라. 익숙해지면 10분 더 늦추고, 그런 식으로 계속 간격을 늘려가는 것이다.

당신이 혹시 통제광이라면 화장실에 갈 때마다 일지를 쓸 수도 있다. 그럼 일지에서 놀라운 발전 속도를 확인할 수 있을 것이다. 그걸 보고 훈련을 계속하면 방광에 대한 통제력을 회복하고, 언제 화장실에 가야 할지를 스스로 결정하게 된다.

하지만 방광에는 우리가 통제할 수 없는 복잡한 신경계가 있으므로 과민성 방광에 대한 훈련은 논란의 여지가 있다. 경우에 따라서는 소변을 오랫동안 참으면 문제가 더욱 악화될 수도 있다. 따라서 훈련하는 동안 당신의 증상에 세심한 주의를 기울여야 한다.

## 대체 요법들: 보톡스, 근육 이완, 교류 전류

거의 모든 약을 복용했지만 방광이 여전히 애를 먹이거나 부작용이 심하다고? 그렇다면 이제 더욱 강력한 총을 사용할 때가 왔다. 대체할 수 있는 다른 방법들을 찾아볼 시간인 것이다.

**방광에 보톡스 주입하기**

요즘 사람들은 더 팽팽하고 더 젊어 보이기 위해 얼굴에 신경독을 주입한다. 물론 지나치게 사용하면 오히려 녹아 버린 밀랍 인형처럼 보인다. 맞다, 보톡스는 사람의 외모를 바꾸는 것, 물론 더 아름답게 바꾸는 것 이상의 일을 할 수 있

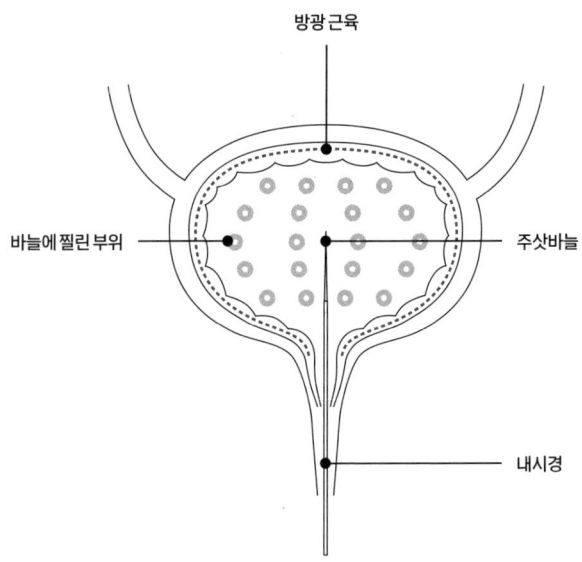

다. 보톡스는 편두통이나 땀이 지나치게 많이 나는 땀 과다증에 사용된다. 또한 과민성 방광을 마비시키기도 한다. 신경과 근육 사이, 연결 부위를 차단하여 근육이 더 이상 긴장하거나 경련을 일으키지 않도록 만드는 것이다. 우리의 사랑스러운 과민성 방광이 좋아하는 두 가지 취미 말이다.

보톡스 주입은 대개 마취하에 진행되므로 당사자는 바늘로 찌르는 것을 전혀 인지하지 못한다. 세부적인 절차는 다음과 같다. 의사가 먼저 방광 내시경 검사를 통해 방광이 지금 어떤 상태인지, 또 바늘을 찔러야 할 위치가 정확히 어디인지 판단한다. 그런 다음 체크 항목들을 확인한다. 보톡스는 특수 바늘을 사용하여 방광 벽 여러 곳에 주사를 통해 주입된다. 시술 전에 보톡스 양을 어느 정도로 할 것인지 의사와 상의한다. 일반적으로 보톡스 양은 100~200IU 사이에서 결정된다. 보톡스를 과다 주입하면 방광 근육이 너무 약해져 더 이상 수축하지 못하게 될 위험이 있다.

그게 무슨 뜻이냐고? 맞다, 끊임없이 다급하게 화장실로 달려가는 대신 소변을 전혀 배출할 수 없게 되거나 아주 힘들게 배출하게 된다는 뜻이다. 잔뇨를 남기지 않으려면 한동안 카테터를 이용해 소변을 배출해야 한다. 물론 그런 일이 발생해서는 안 되므로 의사는 일단 적은 양의 보톡스를 주입한 다음 방광이 어떻게 반응하는지를 관찰한다.

모든 것이 계획대로 진행되면 이 과정은 약 10분 정도 소요된다. 그런 다음 마취에서 깨어나게 되는데 카테터가 매달려 있다고 놀라지 마라. 카테터는 일단 다음 날 아침까지 계속 매달려 있을 것이다. 심한 자극을 받은 당신의 방광은 잠시 소변 모으는 일과 보관하는 일에서 벗어나 휴식을 취할 자격이 충분하다. 현재 방광은 자극이나 염증에 몹시 취약한 상태다. 카테터를 제거한 후에는 먼저 정상적으로 소변을 볼 수 있는지 확인해야 한다. 압박감은 어느 정도인지, 기분 좋게 소변을 밖으로 배출하는지 아니면 잔뇨가 그대로 남아 있는지도 확인한다. 방광을 비운 후 초음파 검사를 통해 방광을 체크한 후에 귀가할 수 있다.

하지만 즉시 보톡스 효과를 보지 못하고 여전히 20분마다 화장실에 가야 하거나, 심지어 바지를 적시는 경우에도 놀라지 마라. 보톡스는 보통 약 2주 후에야 완전히 효과를 발휘한다. 유감스럽게도 그 효과는 영원히 지속되지 않지만 신진대사가 얼마나 원활하게 진행되는지에 따라 3~6개월 정도 지속된다. 결과에 만족한다면 언제든지 전체 과정을 반복할 수 있다.

**점진적인 근육 이완**

방광이 20분마다 방해 신호를 보내면 도대체 당신은 언제 긴장을 풀고 휴식을 취할 수 있냐고? 화장실을 가야 하는 이 20분 사이에 할 수 있다. 쾌적한 매트에 누워 팔을 느슨하게 양옆으로 내리고 편안하게 심호흡하면 된다. 능동적으로 근육의 긴장을 푸는 가장 좋은 방법은 점진적으로 근육을 이완하는 것이다. 이렇게 하려면 먼저 특정 근육 그룹을 적극적으로 긴장시킨 다음 의식적으로 이완시킨다. 정확히 어떤 근육 그룹을 사용할 것인지, 또 얼마 동안이나 긴장을 유지할 것인지는 스스로 선택할 수 있다. 이는 이완 훈련에 얼마나 많은 시간과 노력을 들이는지에 따라 달라진다.

그러니 일단 쾌적한 요 위에 눕도록 하라. 방광은 이미 비웠고, 앞으로 몇 분 동안은 아무것도 당신을 방해하지 않을 것이다. 시작은 이렇게 하면 된다.

우선 오른손으로 시작해 보자. 오른손으로 주먹을 쥐고 잠시 기다렸다가 의식적으로 숨을 들이쉬고 내쉰다. 그런 다음 호흡을 더 천천히 하면서 들숨과 날숨을 느낀다. 이제 왼손으로도 똑같이 한 다음 동시에 양손을 쥐고 한다.

이번에는 팔뚝을 따라간다. 다시 오른팔로 시작한다. 의식적으로 바닥을 누른 다음 다시 이완한다. 똑같은 일을 이제 왼손으로 한다. 그런 다음 두 팔을 동시에 이용해 먼저 긴장하고 다시 이완한다.

이번에는 복부다. 긴장하기 위해서 의식적으로 복부를 매우 세게 수축하는 동시에 가슴을 쭉 내민다. 긴장 상태를 유지하면서 가슴으로 숨을 쉬며 이완한다. 이어서 다리를 최대한 세게 바닥으로 내리누른다. 허벅지부터 시작한다. 허벅지를 긴장시키고 이완한다. 그런 식으로 아래쪽 장딴지를 거쳐 발꿈치까지 긴장했다가 이완한다.

물론 다른 근육 그룹을 훈련에 포함시킬 수도 있다. 그렇게 해도 일을 그르칠 가능성은 전혀 없다. 물론 점진적 근육 이완에서 기적을 기대할 수는 없다. 하지만 일반적으로 신체 감각이 향상되고 다양한 근육 그룹의 소리를 더 잘 들을 수 있다. 마음이 더 차분해지는데, 이는 방광과 방광의 활동에 영향을 미칠 수 있다.

**교류 전류를 한번 시도해 보라**

전류? 시도? 끔찍한 고문 방법처럼 들리는 이것이 과민성 방광과 요실금으로 고생하는 사람들에게 진정한 축복이 될 수 있다. 게다가 이 치료법은 전혀 아프지 않다. 약어로 EMS라고 부르는 전기 근육 자극법Electrical Muscle Stimulation은 짧은 간격으로 저주파 전류 펄스를 방출하는 탐침을 질 안에 삽입한다. 이는 신경 섬유를 자극하여 억제 효과와 활성화 효과 사이의 균형을 회복하기 위한 것이다.

비뇨기과 전문의가 이 전기 자극 요법이 당신의 임상 상황에 적합하다고 판단했을 경우, 일반적으로 이런 장치 중 하나를 당신의 집으로 보내 준다. 이때 의사는 당신의 〈문제〉에 어떤 전류를 택하는 것이 최선인지, 이 장치를 정확히 어떻게 설정해야 하는지, 주의 사항에는 어떤 것들이 있는지 등을 설명해 준다. 절대 겁먹지 말고 그냥 천천히 테스트하라. 가장 낮은 전류 세기부터 시작해 점차 암페어를 높인다. 통증은 없으며 단지 살짝 간지러운 정도다. 장담컨대, 중간 정도의 암페어가 진동수가 아주 낮은 것보다 더 쾌적하게 느껴질 것이다.

**신경 변조, 방광 페이스메이커**

혹시 방광 근육이 강철 같아서 고용량의 보톡스를 투입해도 아무런 효과가 없다면? 그럴 경우 방광 페이스메이커(신경 자극 조절기)를 이식할 수 있다. 맞다, 실제로 그런 것이 존재한다. 이것은 천골 피부 속(엉덩이 바로 위)에 심는데, 전극을 사용해 십자 인대 신경과 연결된다. 배뇨 충동을 척추를 통해 뇌로 전달하는 신경이다. 방광 페이스메이커가 전기 충격을 통해 이 신경을 자극하면 신경이 다시 〈정상적으로〉 작동하여 뇌에 올바른 정보를 전달한다.

물론 이 치료법은 배뇨 문제가 실제로 신경 결함에서 비롯된 경우에만 고려해 볼 수 있다. 신경 결함 여부를 확인하기 위해서 전극으로 작동하는 가느다란 철사를 정교한 뚫개*를 이용해 천골 위쪽 피부에 삽입한다. 이 치료법이 성공적인지, 당신에게 적합한지 여부를 확인하기 위해 며칠 동안 전기로 자극한다.

---

\* 배안이나 가슴막안에 괸 액체를 뽑아내는 데 쓰는 의료 기계. 금속으로 된 좀 굵은 속 빈 관과 그 속에 넣는 천자(穿刺) 침으로 되어 있다.

## 야간 빈뇨: 밤에 계속 화장실에 들락거려야 하는 악몽

방금 전 당신은 리어나도 디캐프리오와 함께 하얀 유니콘을 타고 도시의 하늘을 날았다. 그리고 숨을 헐떡이며 말했다. 〈잭, 하늘을 나는 기분이야.〉 하지만 그 순간 뜻밖에도 멋진 꿈에서 깨어난다. 방광이 터질 것 같은 느낌 때문이다. 어째서 또 이런 일이! 당신은 잔뜩 짜증을 내며 푹신한 이불을 걷어 내고 부어서 반쯤 감긴 눈으로 화장실을 향해 종종걸음으로 달려간다. 하지만 다시 침대로 돌아온 지 채 두 시간도 안 돼 방광이 다시 알람을 울린다. (이번에는 난폭해진 로봇 닭에 쫓겨서…….) 사실 아침에도 당신은 알람을 맞춰 놓을 필요가 없다. 방광이 30분 일찍 당신을 침대에서 내쫓아 버리니까.

지금 이거 내 이야기랑 똑같다고 느낀다면 당신은 야간 빈뇨를 앓고 있는 것이다. 야간 빈뇨란 밤에도 쉬지 않고 두 번 이상 요의를 느끼는 것을 의미한다. 그런 사람은 퇴근 후나 밤의 휴식 같은 건 꿈도 못 꾼다.

야간 빈뇨는 단순히 밤에만 신경이 곤두서고 긴장하게 만드는 게 아니다. 이건 낮에도 우리를 괴롭힌다. 숙면을 취하다 여러 번 잠에서 깨어난 사람은 다시 잠들기 힘들다. 그러니 당연히 아침이면 몹시 지쳐 있을 수밖에. 밤에 활동적인 방광은 낮에 피로와 집중력 약화, 정신적 활동 감소를 불러온다. 연구자들은 심지어 야간 빈뇨가 수십 억 유로의 경제적 피해를 가져온다고 주장했다. 말이 안 된다고? 미국의 초거대형 싱크 탱크인 랜드 연구소의 어느 연구에 의하면, 독일 시민들이(여성들이) 야간 빈뇨 없이 밤에 평화롭게 숙면을 취하면 독일 국내 총생산이 약 75억 유로 더 늘어날 거라고 한다. 또 덴마크의 어느 연구에 의하면, 밤에 약한 방광은 우리의 노동 생산성을 정확히 24퍼센트 떨어뜨릴 수 있다. 야간 빈뇨는 노동력 저하 외에도 지속적으로 우울증을 유발할 수 있다. 늦어도 「파이트 클럽」이나 「인섬니아」 같은 영화가 나온 이후 우리는 수면 박탈이 언젠가는 분명 불행을 초래한다는 사실을 잘 알고 있다.

그럼 대체 야간 빈뇨에는 어떻게 맞설 수 있을까? 맨 먼저 할 일은 방광이 왜 밤에 이런 테러를 감행하는지 알아내는 것이다. 소변 생산이 문제의 원인일 수 있다. 어쩌면 당신의 신장이 부지런한 꿀벌이라서 휴식을 모른 채 밤에도 계속 소변을 생산하는 것일지 모른다. 어쩌면 방광 자체가 문제일 수도 있다.

일반적으로 우리는 소변의 약 80퍼센트를 낮에 배출한다. 하지만 어떤 사람들은 낮 동안의 배출량이 50~60퍼센트에 불과하기 때문에 방광에 남아 있는 나머지 소변을 밤에 배출해야 한다. 또한 저녁에 수분을 많이 섭취할 경우 분명히 밤에 소변을 더 자주 배출해야 한다. 원칙적으로 사전에 아주 간단하게 계획을 세울 수 있다. 잠자리에 들기 전 1리터의 수분을 섭취하고 우리의 방광이 약 500밀리리터의 용량을 갖고 있다고 가정하면, 우리는 소변을 두 번 봐야 한다. 1.5리터를 마셨다면 세 번이 될 테고, 그런 식으로 계속 늘어난다.

그러니 다시 숙면을 취하기 위해서는 잠자리에 들기 전 수분을 너무 많이 섭취해서는 안 된다. 그리고 야간 빈뇨가 의심되면 꼭 비뇨기과 전문의를 찾아가 조언을 구하도록 하라.

## 길을 가는 도중에 방광이 괴롭힐 때: 배뇨 충동을 억제하는 법

다람쥐나 어린아이의 방광만큼 작은 방광을 가진 사람들이 하는 끔찍한 상상 하나! 길을 가는 도중에 사방 어디를 둘러봐도 화장실이 안 보이는데 방광이 신호를 보낸다. 상황은 명확하다. 그럼 지금 나는 어떻게 해야 하지? 바지에 그냥 쌀까? 비명을 지를까? 두 가지를 동시에 할까? 다행스럽게도 끊임없이 압박하는 방광을 달랠 몇 가지 요령이 있다.

**앉기**
강한 배뇨 충동을 느낄 때 자리에 앉는 것이다. 앉은 상태에서는 아무도 모르게 골반저를 누를 수 있다. 그건 몸을 앞으로 살짝 기울이거나 두 다리를 꼬아 허벅지를 서로 압박하는 방식으로 가능하다. 이런 행동은 심리적인 효과도 얻을 수 있다. 의자가 여러분을 안전하게 받쳐 주기 때문에 아랫도리가 꽉 조여진 것 같은 느낌을 갖게 된다. 이렇게 하면 약 15분 정도는 화장실행을 늦출 수 있다. 길을 가는 도중에 방광이 압박하면 재빨리 제일 가까운 공원 벤치로 가거나 앉을 수 있는 다른 자리를 찾아라. 그리고 잠시 앉아서 몸을 곧게 세우고 몸을 살짝 앞으로 기울여라. 그런 다음 계속 걸어갈 수 있다.

### 〈구두끈 조이기〉, 음핵 압박하기

길을 가는 도중에 방광이 신호를 보내면 잠시 음핵과 그 주변부를 누르는 것이 도움이 된다(남자들은 보통 귀두를 누른다). 왜 그럴까? 한마디로 방광 벽의 긴장이 줄어들고 괄약근의 긴장이 높아져 배뇨 충동이 약해지기 때문이다. 주변에 사람들이 있어서 손으로 잠시 생식기를 누르는 게 내키지 않는 사람은 구두끈을 묶거나 구두 속 돌멩이 트릭을 이용할 수 있다. 즉 무릎을 꿇고 앉아서 발꿈치로 음핵을 누르는 것이다. 하지만 사람들이 많이 오가는 통로나 인파가 북적거리는 장소에서는 오히려 이게 더 불편하다. 그럴 때는 입술을 꽉 깨물고 더 한적한 장소를 찾도록 하라.

### 올바르게 호흡하기

복부 깊은 곳까지 숨을 깊게 들이마신다. 명상할 때처럼 숨을 깊이 들이마시고 셋까지 센 다음 숨을 내뱉고 다시 셋까지 세는 것이 도움이 된다. 이 호흡법은 세 가지 장점이 있다. 첫째, 우리의 두뇌가 호흡과 숫자 세기에 집중하게 된다. 둘째, 이렇게 평온하고 깊게 심호흡하면 심신이 안정되면서 잠시 모든 압박감이 줄어든다. 마지막 장점은 숨을 깊게 들이마시고 내쉬는 과정에서 방광이 자신의 처리 용량이 더 늘어났다는 느낌을 갖게 된다는 것이다. 그로 인해 더 이상 작게 오므라들어야 할 필요성을 못 느낀다. 이제 그 광경을 눈앞에 그려 보라. 여러분 역시 그런 식으로 압박감을 해소할 수 있을 것이다.

**딴생각하기**

방광이 미친 듯이 압박하면 힘든 게 당연하다. 그럼에도 불구하고 관심을 돌려 뭔가 다른 것을 생각해 보라. 호흡에 집중하는 것과 비슷하다. 예를 들어 머릿속으로 노래 한 곡을 선정해 정확한 가사로 끝까지 불러 본다. 방광의 애창곡은 분명 퀸의 「언더 프레셔 Under Pressure」일 것이다(귀에 쏙쏙 들어오는 곡으로 즐겨 보라!). 시 한 편을 낭송하는 것도 좋다. 아니면 스스로 자문자답 놀이를 해보는 것도 괜찮다. 지금 당신 앞에서 달려가고 있는 사람은 오늘 점심에 뭘 먹었을까? 아무튼 어떤 식으로든 방광으로부터 당신의 관심을 돌리려는 시도를 해보라.

### 혀로 초콜릿 핥아 먹는 상상하기

도대체 이게 무슨 말도 안 되는 소리냐고? 그럼 내가 찬찬히 설명해 줄 테니 잘 들어 보라. 위턱과 아래턱 사이에 있는 앞니는 비뇨 생식기계에 속한다. 무슨 말인고 하니, 앞니는 방광과 신장, 그리고 생식기와 연관이 있다는 뜻이다. 혀를 움직여 구강 속을 자극하면, 즉 혀로 아랫니 안쪽과 가운데에서 시작해 윗니의 안쪽과 가운데를 향해 쓸어 올리면 그 영향이 방광에까지 미친다. 절박했던 요의가 약화되는 것이다. 그러니 항상 입 안쪽 이 부분의 상태가 어떤지 신경 써야 한다. 혹시 앞니에 염증이 생겼거나 임플란트를 이식했거나 아말감으로 충전했는가? 그럴 경우 방광에 부정적인 영향을 미쳐 방광에 어떤 문제가 생길 수 있다.

### 발로 축구공을 감아올렸다 내렸다 하기

소변이 몹시 급할 때 어린아이들이 가만히 서 있지 못하고 계속 작은 발을 동동거리며 구르는 이유가 바로 이것이다. 빠른 속도로 발로 축구공을 올렸다 내렸다 하면 골반저근이 긴장하면서 절박한 배뇨 충동이 약화된다. 아유르베다 이론에 의하면 소위 신장에서 방광으로 이어지는 자오선은 축구공 영역에 해당된다. 발바닥을 계속 구르면 방광 근육이 억제되고 그로 인해 잠시 압박이 사라진다.

**방광과 은밀한 대화 나누기**

〈방광아, 5분만 더 참아 봐. 곧 화장실이 나올 거야…….〉갑작스럽게 배뇨 충동이 일어 마음을 진정시킬 필요가 생기면 이런 식으로 방광과 대화를 나눌 수 있다. 물론 소리는 내지 않고 머릿속으로만 나누는 대화다. 눈앞에 방광을 떠올리고 은밀한 대화를 나누는 동안 방광의 신축성과 크기를 기억하라. 이때 중요한 것은 모든 것을 긍정적으로 표현하는 것이다. 지금 당장 절박하게 화장실에 가야 한다는 둥 이러다 곧 바지에 소변을 쌀 것 같다는 둥 문제 자체에 초점을 맞추면 안 된다. 대화가 성공적으로 이어지면서 방광이 점차 더 오래 침묵하게 되면 당신은 안전하게 스스로를 통제하고 있다는 느낌을 갖게 된다. 이는 장기적으로 배뇨 충동을 약화시키고 방광과의 대화 시간은 더 길어지게 된다.

**정말 중요한 마지막 방법, 몸을 따뜻하게 유지하기**

신체 중에서도 특히 신장을 따뜻하게 유지하는 것이 중요하다는 사실은 방광염을 다루는 장에서 이미 언급했다. 그런데 저체온 역시 더 자주, 더 다급하게 화장실을 찾게 만든다는 사실을 알고 있는가? 이를 냉이뇨 현상이라고 부르는데, 추위로 인해 체온이 내려가는 것을 최소화하기 위해 혈관이 수축되는 현상을 말한다. 그렇게 되면 중앙 혈류량이 증가하고 혈액 순환이 활발해진다. 신장의 혈액 순환이 활발해지면 무슨 일이 벌어질까? 맞다, 소변 생산량이 증가한다. 따라서 밖에서 걸어 다닐 때는 더 자주 화장실에 가야 한다는 사실을 알고 있다면 충분히 따뜻한 옷차림을 해야 한다.

## 위축 방광: 방광이 정말 줄어들 수 있을까?

건강한 방광이라면 여성은 350~550밀리리터, 남성은 550~750밀리리터의 저장 용량을 갖고 있다. 하지만 방광이 줄어드는 경우가 일어날 수도 있다. 맞다, 방광은 실제로 줄어들 수 있고, 그로 인해 저장 용량이 100밀리리터 이하로 내려갈 수 있다. 심지어 부분적으로 원래 부피의 15퍼센트에 머무는 경우도 생긴다. 그런 경우를 전문가들은 위축 방광이라 부른다.

자주, 그리고 다급하게 소변을 보는 증상은 과민성 방광을 강하게 연상시킨다. 하지만 과민성 방광은 정상적 크기의 방광이 한도까지 소변을 채우지 못하는 경우를 말하는 반면, 위축 방광은 방광의 저장 용량이 훨씬 적을 뿐, 완전히 다 채울 수 있다.

완치되지 않은 방광염이 불행의 원인일 때가 적지 않다. 적절한 치료를 받지 못해 완전히 치유되지 않은 방광염은 방광 벽에 영향을 미친다. 방광 벽이 딱딱해지는 현상이다. 한번 이렇게 딱딱하게 굳어진 방광 벽은 더 이상 원래의 부피만큼 확장될 수 없다.

　방광염 이외에도 위축 방광 또한 심한 간질성 방광염의 후유증일 가능성이 있다. 또한 방광 부위 수술 중 방광 벽이 손상되는 바람에 흉터가 생기고 그로 인해 방광 벽이 아주 단단하고 딱딱하게 굳어졌을 수도 있다.

　소변을 너무 많이 본다고 해서 혹시 자신의 방광이 축소된 것이 아닐까 걱정하는 것은 일반적으로 아무런 근거가 없다. 방광은 빈번하게 수축된다고 해서 자동적으로 줄어들지는 않는다. 하지만 소변을 너무 자주 보는 경우 언젠가는 이런 습관에 익숙해져서 저도 모르게 일정한 간격으로 요의를 느낀다.

　당신의 방광이 축소된 이유를 알게 되면 의사는 당신을 도와줄 수 있다. 과민성 방광의 경우와 마찬가지로 복용할 수 있는 다양한 정제가 시판되고 있다. 물론 그 약품들은 이미 줄어든 방광의 크기를 되돌리지는 못한다. 다만 그 증상을 완화시킴으로써 소변 배출을 정상화하고 화장실 가는 빈도를 줄여 준다.

　하지만 극단적인 경우에는 수술을 고려해 볼 수도 있다. 소위 방광 확대술을 통해 방광 크기를 인위적으로 늘려 다시 더 많은 소변을 보관할 수 있도록 해주는 것이다. 그게 불가능할 경우 의사는 인공 방광을 이식할 수 있다. 새로운 신장이나 간을 이식받는 사람들도 있지 않은가. 위축 방광으로 고통받는 사람들은 새 방광을…….

## 우리가 방광을 제대로 비울 수 없는 이유

빨리 화장실에 가야 하는데, 금방이라도 바지에 오줌을 쌀 것 같은 불길한 예감이 밀려온다. 화장실에 가기만 하면 변기에 나이아가라 폭포처럼 시원하게 소변을 보고 비할 데 없는 안도감을 느낄 것 같다. 적어도 화장실에 가는 도중에는 그렇게 느낀다. 그런데 막상 화장실에 도착하면 아무 일도 일어나지 않는다. 안타깝게도 오줌 방울만 서너 번 똑똑 떨어져 내린다. 미스터리한 일이 아닐 수 없다!

이런 경우 배뇨를 맡은 파트에서 문제가 생긴 것이다. 일반적으로 배뇨 과정이 어떻게 진행되는지는 33쪽에 나와 있다. 배뇨 장애를 앓는 사람들은 소변을 제대로 배출하지 못하거나 강한 압박을 통해서만 소변을 방광 밖으로 내보낼 수 있다. 그런데 그들은 화장실에서 소변을 시원하게 배출하지 못하는 것보다 뒤늦게 새어 나오는 오줌 방울을 더 불평한다. 팬티를 올리자마자 뒤늦게 소변이 몇 방울 똑똑 흘러나오는 것 말이다.

방광이 갑자기 이런 미친 짓을 하는 원인은 다양하다. 그래서 때때로 무엇이 자신의 방광을 압박하는지 알아내기 위해 여러 의사를 찾아 돌아다녀야 한다.

(!) **배뇨 장애의 증상들**
- 소변을 보는 것이 힘들다.

- 소변 줄기가 약하거나 끊어진다.
- 첫 번째 소변 줄기가 나올 때까지 시간이 걸린다.
- 방광을 완전히 〈다 비웠다〉는 느낌이 안 든다.
- 볼일을 마치고 바지를 올리자마자 소변이 몇 방울 흘러나온다.

**완벽한 소변 줄기**

대체 완벽한 소변 줄기는 어떤 모습일까? 물론 사람들은 각기 다양한 방식으로 소변을 보기 때문에 소변 줄기의 모습 또한 모두 다르다. 소변 줄기의 강도는 다양한 요소로 결정된다. 그중 하나가 바로 방광 근육이 소변을 어느 정도의 압력으로 얼마나 빠르게 밖으로 내보내느냐 하는 것이다. 압력이 제대로 가해지기 위해서는 당연히 소변이 밖으로 나가는 길에 걸림돌이 없어야 한다. 요도의 직경도 적절해야 한다. 요도가 너무 좁으면 길이 막혀 소변이 충분히 밖으로 나가지 못하고, 그로 인해 소변 배출에 시간이 더 오래 걸릴 수 있다.

막힘없이 흘러나오는 건강한 소변은 1초당 15밀리리터의 요속을 갖는다. 그건 소위 요 흐름 검사를 통해 알 수 있다. 검사용 변기에 배뇨를 하면 측정기가 단위 시간당 소변량을 측정해 그것을 곡선 그래프로 표시한다. 그걸 보고 의사는 방광이 정확히 제 기능을 수행하고 있는지 판단할 수 있다.

좀 더 자세히 살펴보자. 완벽한 소변 줄기에는 소변의 배출 속도와 함께 소변 줄기의 모습도 포함된다. 소변이 균일하게 나오고 가능한 한 직선이어야 하는 것이다. 혹시 당신의 소변 줄기가 이웃집 정원의 스프링클러를 연상시키는가? 또 소변을 본 다음 꼭 화장실을 깨끗하게 청소해야 하는가? 그 이외의 다른 것들도 계속 관찰해야 한다. 소변 줄기가 똑바로 변기로 들어가지 않고 갈라지거나 심지어 부채꼴로 흩어지면 요도나 요도 입구가 좁아졌을 가능성이 높다.

또한 배뇨가 단번에 이루어져야 한다. 무슨 뜻이냐 하면, 소변이 찔끔찔끔 끊어지면서 배출되면 안 된다는 것이다. 화장실에서 소변을 보는데, 마치 모스 부호로 신호를 보내는 것 같은 소리가 들리면 방광의 배뇨 시스템에 뭔가 문제가 생긴 것이다. 어쩌면 소변이 배출되는 동안 자발적으로 열렸다 닫혔다 하는 괄약근이 원인일 수 있다. 아니면 요로 결석이 방광 배출구에 떡하니 자리 잡고서 소변의 배출을 막고 있거나.

방광의 잠금 시스템에 아무 이상이 없으면 압박을 통해 소변을 균일하게 밖으로 배출해야 하는 방광 근육이 약해진 탓일 수 있다. 그럴 경우 사람들은 스스로 방광에 압박을 가하는 방식으로 배뇨를 촉진하려 한다. 하지만 그건 절대 좋은 생각이 아니다. 스스로 힘을 주면서 골반저의 긴장을 풀 수 있는 사람은 극히 드물다. 그들이 힘을 주면 골반저는 소변의 배출을 막는다. 그런 식으로 압박을 가하는 것은 방광에 좋지 않을뿐더러 장기적으로는 방광 벽에 손상을 가져올 수 있다. 그러니 먼저 의사를 찾아 진찰받도록 하라. 그럼 곧 다시 소변을 보게 될 것이다.

**잔뇨는 왜 위험할까**

배뇨 장애가 있으면 방광에 소변이 남아 있는 경우가 꽤 있다. 남아 있는 소변은 계속해서 화장실에 가야 할 것 같은 느낌을 불러일으키기 때문에 짜증을 유발할 뿐 아니라 위험할 수도 있다. 혹시 지금 이런 생각을 하고 있나? 〈설마? 방광은 단 한 번도 완벽하게 비워진 적이 없어. 소변은 늘 조금씩 남아 있기 마련이야…….〉 맞는 말이다. 일반적으로 약 10밀리리터 정도 방광에 남아 있다. 하지만 그 양이 아주 미미해서 우리는 전혀 알아차릴 수 없다. 잔뇨라고 말할 때는 약 100밀리리터 정도는 남아 있을 때다. 그 정도의 잔뇨는 누구나 알아차린다. 내 말을 믿으라.

잔뇨가 위험한 것은 그게 고인 물이 되어 최적의 세균 번식지가 될 수 있기 때문이다. 잔뇨가 계속 남아 있으면 방광은 주기적으로 완전히 깨끗하게 씻어 낼 기회가 없으므로 세균과 박테리아가 더 쉽게 증식한다. 그리고 이것들은 방광 벽에 정착해 염증과 감염을 유발할 수 있다. 심지어 박테리아가 요관을 타고 신장까지 올라가 신장 손상을 초래할 수도 있다. 또한 방광에 소변이 너무 많이 남아 있으면 요관과 신장에 소변 적체가 생기고, 그건 신장 손상, 더 나아가 소변 중독으로 이어질 수 있다. 요로 결석의 가능성도 높아진다. 세상이 생긴 이후로 잔뇨 속 작은 알갱이는 계속 뭉쳐지면서 소금 층을 형성하는 게 분명하다.

방광에 잔뇨가 남아 있는지 아닌지 분명치 않을 때에는 화장실에서 볼일을 마친 뒤 두 손으로 복부에서 방광이 있는 지점을 꾹 눌러 보라. 그때 배뇨 충동이 일면, 원래 남아 있으면 안 되는 소변이 방광에 아직 남아 있는 것이다.

**너무 약한 방광 근육**

방광 근육은 과민성 방광일 때는 너무 일을 열심히 하는 반면, 배뇨 장애일 때는 일을 너무 적게 한다. 방광을 수축시켜 소변을 균일하게 밖으로 배출하는 일 말이다. 방광 근육이 갑자기 게으름을 피우며 맡은 역할을 제대로 수행하지 않는 데에는 여러 가지 이유가 있다. 하나는 방광이 노쇠해졌기 때문이다. 근육 약화로 수축을 하지 못하는 바람에 소변을 제대로 밖으로 배출하지 못하는 것이다. 하지만 아직 나이가 젊다면 신경에 문제가 생겼을 가능성이 있다. 신경이 방광 근육에 이제 수축할 때가 되었다는 정보를 더 이상 알려 주지 않는 것이다. 아무리 작업을 하고 싶어도 위쪽에서 신호가 오지 않는다면 근육은 자체적으로 아무것도 할 수 없다. 신경이 신호를 보내지 않는 것은 파킨슨병이나 다발 경화증처럼 신경이 손상되었기 때문일 수 있다. 물론 허리 디스크(척추 원반 탈출증)나 척주관 협착증* 같은 부상이 이유일 수도 있다. 방광 검사를 했으나 아무 원인도 찾지 못했을 경우 의사는 척추를 더 자세히 검사해 보아야 한다. 필요하면 신경과 전문의와의 협진이 필요하다.

또한 소변을 보는 간격이 너무 길어서 방광이 늘어났을 가능성도 배제할 수 없다. 방광이 한계치까지 꽉 차는 경우가 너무 자주, 또 너무 오랫동안 지속되는 바람에 방광 센서와 근육이 자신의 역할과 기능을 잊어버린 것이다. 어쩌면 과민성 방광의 경우와 마찬가지로 방광 근육이 멍청하게도 과잉 활동을 하는 바람에 의학적인 원인을 찾지 못하는 것일 수도 있다.

**너무 좁은 요도**

이래서야 도대체 언제쯤 방광을 다 비울 수 있을지 걱정될 만큼 내 소변 줄기는 한 방울씩 똑똑 변기로 떨어지는데 비해, 옆 사람의 소변은 폭포수처럼 시원하고 힘차게 변기 속으로 쏟아지는 소리를 듣고 놀랐는가? 그렇다면 그건 어쩌면 당신의 요도가 너무 좁기 때문일지 모른다. 배출구가 너무 비좁으면 소변보는 것이 당연히 고통스러울 수밖에 없다. 너무 좁은 요도는 소변 줄기를 바꾼다. 오줌발이 더 약해지고 직선으로 떨어지는 대신 끊어지는 것이다. 심지어

---

\* 척추 중앙의 척주관이 좁아져서 허리의 통증이나 다리의 복합적 신경 증상을 일으키는 질환.

오줌발이 부채꼴로 퍼지면서 배출되기도 한다. 소변 줄기가 넓은 강이 아니라 작은 실개천이 되는 것이다.

방광을 비우기가 힘들 때는 종종 복부를 강하게 압박하는 것이 도움이 된다. 하지만 그건 장기적인 관점에서는 오히려 해가 된다. 게다가 종종 남아 있는 잔뇨로 인해 다시 방광염에 걸릴 수 있다. 만약 요도 협착*이라고 진단받았다면 요도 확장술이나 절개술을 통해 다시 요도를 넓힐 수 있다. 그럼 다시 정상적으로 소변을 배출할 수 있다.

### 요로 결석 때문에 방광이 막힌 경우

욕조나 세면대의 배수구 마개를 상상해 보라. 만약 결석이 방광 입구에 놓여 있다면 소변이 막히는 게 당연하다. 그럴 경우 소변을 정상적으로 배출하는 데 어려움을 겪는다. 하지만 좋은 소식도 있다. 결석은 아주 쉽게 제거할 수 있다는 사실이다. 결석이 제거되면 다시 화장실에서의 일 처리가 순조롭게 진행될 것이다.

### 긴장하면 제대로 기능하지 않는 골반저

앞에서 배웠다시피, 장기들을 고정하고 외부 괄약근으로 방광을 밀폐하기 위해서는 무엇보다 골반저의 기능이 중요하다. 일반적으로 골반저는 골반 속에서 항상 단단하고 튼튼하고 팽팽한 상태를 유지하는 것이 좋다고 생각한다. 안

---

* 염증이나 외상으로 요도 벽에 흉터가 생겨 요도 내강이 좁아진 상태.

그런가? 아니다, 그게 그렇게 단순하지가 않다. 골반저가 너무 경직되어 있으면 일단 상당히 아플 뿐 아니라 눌리고 끼고 잡아당기는 느낌이 든다. 또한 여러 근육이 함께 힘을 모아 조화롭게 작동하는 것이 아니라 서로 상반되는 기능을 수행한다. 전문 용어로 그것을 배뇨근 괄약근 협동 장애 Detrusor-sphincter Dyssynergia, 약어로 DSD라 부르는데, 그로 인해 골반저가 오작동을 하는 것이다. DSD일 경우 질 경련으로 인해 섹스할 때 통증을 느끼는 것 이외에 정상적인 배뇨를 전혀 할 수 없게 된다. 배뇨근은 소변을 밖으로 배출하려 하는데 괄약근은 소변을 그대로 보관하려 하기 때문이다. 결국 방광을 전혀 비울 수 없게 되거나, 설사 비우더라도 시간이 아주 오래 걸릴 수밖에 없다.

**힌만 증후군 또는 비신경 인성 신경 인성 방광**

용어만 보면 언뜻 방광 문제는 전부 신경에서 비롯되었다고 말하고 있는 듯하다. 하지만 신경을 자세히 검사해 보면 배뇨 전선에서 신경은 제 임무를 잘 인식하고 있을 뿐 아니라 정확하게 제 역할을 수행하고 있다는 것이 드러난다. 비신경 인성 신경 인성 방광 혹은 힌만 증후군에서는 문제의 원인이 방광의 학습된 행동에 있다. 아주 어린 시절부터 방광에 소변을 너무 오랫동안 보관하다 보면 언제부턴가 그게 습관이 되고, 그로 인해 다량의 소변을 저장하는 것 이외에 다른 행동은 할 수 없게 된 것이다.

어린아이들은 이런 식의 배뇨 장애를 자주 겪는다. 배뇨가 어떤 과정으로 이루어지는지 모르기 때문이다. 그리고 일단 잘못 학습된 배뇨 행동은 성인이 되어서까지 지속될 수 있다. 이런 경우 문제를 조기에 발견하고 치료할수록 복구가 더 쉽고 복구의 가능성도 더 높아진다는 점을 명심해야 한다.

힌만 증후군 환자는 언젠가 소변을 전혀 배출하지 못하는 급성 요폐로 발전할 위험이 있다. 이는 매우 불쾌한 일일뿐더러 비뇨기과적 응급 상황이기도 하다.

**요폐가 위험한 이유**

방광이 터질 것처럼 꽉 찼는데도 스스로 전혀 소변을 배출하지 못하는 상황을 요폐라고 한다. 요폐는 당사자가 제대로 인식하지 못하는 사이에 서서히, 그리고 아주 우연히 발생하며, 방광에서 저절로 소변이 찔끔찔끔 새어 나오는 범람 요실금으로 발전할 수 있다. 물론 화장실이 아닌 곳에서 말이다.

갑자기 요폐가 발생하면 불쾌감과 통증이 발생하는 것은 물론이고 장기적으로 상당히 위험할 수 있다. 소변이 가득 찬 방광은 비어 있는 방광보다 훨씬 더 민감해지고 손상되기 쉬워서 심지어 방광 파열로 이어질 수도 있기 때문이다. 그럴 경우 의사는 방광에 카테터를 삽입해 소변을 빠르게 배출하여 압력을 완화시켜 준다.

치료법은 방광이 태업을 하는 이유가 정확히 무엇인지에 따라 달라진다. 방광 근육이 너무 약해서 생긴 문제인가? 아니면 괄약근이 제대로 열리지 않아서 소변 배출이 안 되는 건가?

**약한 방광 근육 치료제**

방광 근육을 다시 건강하게 만들어 제대로 운동할 수 있도록 장려하는 약물이 있다. 이때 작용 물질은 방광 벽의 수용체에 작용하는 베타네콜 염산염* 성분이다. 방광 근육의 긴장도를 높이기 위한 다른 유형의 약물도 있다. 어떤 작용 물질이 가장 효과적인지 테스트한 뒤 담당 의사와 상의해야 한다.

괄약근이 제대로 작동하지 않고 경련이 일어나 소변을 배출할 수 없는 경우, 요도와 골반저, 그리고 괄약근의 근육 세포를 이완시키는 특수 약물도 있다. 그거 참 대단한데 싶겠지만 안타깝게도 무시해서는 안 될 부작용이 많다. 전체적으로 근육 조직이 약화될 수 있고, 그로 인해 피로와 무력감이 유발되기도 한다. 또한 종종 위장 장애와 구역질도 수반한다. 게다가 일반적으로 의사와 함께 적합한 약물을 찾아내기까지 시간이 진짜 오래 걸리므로 인내와 지구력이 필요하다.

\* 무스카린 수용체를 선택적으로 자극하는 약물. 변비나 요폐의 치료 약물인 베타네콜이 염산과 결합하여 염으로 존재한다.

## 언제 자신을 비워야 하는지를 방광에게 다시 가르치기

가장 좋은 방법은 배뇨 훈련을 하는 것이다. 이때 훈련자는 정해진 시간에 화장실에 가서 소변을 본다. 소변볼 필요가 전혀 없을 때에도 똑같이 한다. 이는 방광을 강화해 적절한 시기에 방광을 정상적으로 채우고 수축하는 데 익숙해지도록 만들려는 목적이다.

배뇨 훈련은 대체로 다음과 같이 진행한다. 약 두세 시간 간격을 두고 물 한 컵을 마신 뒤 30분 뒤에 화장실에 간다. 요의를 느끼지 않을 때도 마찬가지다. 이는 방광이 정상적인 패턴을 다시 배우도록 돕기 위한 것이다. 물론 이건 하루아침에 이루어지지 않는다. 하지만 걱정하지 마라. 방광은 좋은 학생이고 학습 의지가 충만하다. 더 나은 새로운 소변 패턴을 습득하기 위해, 그래서 언젠가는 다시 배뇨 통제력을 회복할 수 있도록 충분한 시간을 투자해야 한다.

## 골반저 훈련으로 긴장 풀기

더 적극적인 훈련 방법도 있다. 바로 골반저 훈련이다. 하지만 방광에서 아무것도 나오지 않는데 골반저 훈련이 무슨 소용이 있느냐고? 어쩌면 그건 골반저가 약해서 그런 게 아닐 것이다. 맞다, 그런 경우에는 차라리 골반저의 긴장을 푸는 법을 배워야 한다. 소위 역방향 훈련이다.

훈련을 시작하기 전에 먼저 당신의 골반저 위치가 정확히 어디인지, 또 골반저를 작동시키려면 어떻게 해야 하는지 알아야 한다. 소변을 보는 중에 스스로 소변 배출을 멈춰 보라. 적극적으로 긴장하고 이완해야 하는 것은 바로 이 근육이다. 하지만 단지 테스트 목적으로만 소변을 멈춰야 한다. 안 그랬다가는 방광 시스템이 무너져 증상이 더욱 악화될 것이다.

점진적 근육 이완과 유사하게 먼저 골반저에 압력을 가하고 긴장시켜야 한다. 그러려면 화장실에서 소변이 마렵지 않을 때 소변을 멈추기 위해 했던 동작과 같은 동작을 취해 보라. 이 상태를 약 10초간 유지한 다음 능동적으로 골반저의 긴장을 푼다. 물론 정말이지 쉽지 않은 동작이다. 하지만 목표한 성과를 거두기 위해서는 하루에 20분씩 이 훈련을 하라. 이 훈련의 장점은 늘 어디에서나 할 수 있다는 것이다. 기차에서, 사무실에서, 영화관에서, 슈퍼마켓 계산대에서, 심지어 책을 쓰는 동안에도……

골반저의 능동적 긴장 이완 이외에 온수 전신 목욕도 아주 좋다. 욕조에 누워 눈을 감고 느긋하게 골반저의 긴장을 푼다. 욕조가 없으면 뜨거운 물병을 사용한다. 물병을 하복부와 회음부에 갖다 대면 된다. 그렇게 하면 기분이 정말 좋다.

골반저를 적절하게 이완시키는 방법이나 긴장 이완 여부를 더 잘 확인하기 위해 생되먹임(바이오피드백)*을 활용

* 뇌파를 이용하여 정신 상태를 안정시키는 기법. 자발적으로 제어할 수 없는 생리 활동을 공학적으로 측정하여 지각이 가능한 정보로 생체에 전달하고

할 수 있다. 이때 먼저 골반저를 긴장시킨 다음 적극적으로 이완시키기 위해 다양한 신호로 안내를 받게 된다. 이 신호는 실제보다 읽기가 더 쉽다. 사실 긴장을 푸는 것보다 이완하는 것이 더 어려울 수 있다.

## 천골과 골반 신경을 위한 페이스메이커

방광 근육이 어찌나 많이 늘어났는지 약물 치료나 방광 훈련을 마친 뒤에도 더 많이 움직일 징후가 전혀 안 보인다고? 얼마나 뻔뻔스러운 일인가. 그럼 이제 전류를 사용한다. 과민성 방광의 경우와 마찬가지로 천골 신경(요로의 신경관과 반사궁이 만나는 지점)을 외부에서 자극하는 것이다. 외부에서 신경을 자극하는 것이 당신한테 적합한지를 확인하기 위해 일단 며칠 동안 자극 실험을 시도한다. 전극이 달린 가느다란 철사를 천골 위쪽 피부를 통해 방광 신경에 부착하고 리모컨으로 작동시킨다. 그럼 방광 벽의 센서가 작동해 방광 근육을 다시 움직이게 만든다. 테스트 단계에서 모든 게 순조롭게 진행되면 정말로 페이스메이커를 이식해 수년 간 소변을 볼 수 있게 도와준다.

## 직접 소변 빼내기: 소개를 위한 소개

당신과 당신의 방광이 최선을 다했으나 앞에서 언급된 치

---

그것을 바탕으로 학습, 훈련을 되풀이하는 것으로 공포증, 심신증, 두통, 본태 고혈압 따위의 치료에 쓰인다.

료법들 가운데 하나도 성공하지 못했다고? 그럼 이제 직접 방광에서 소변을 빼낼 시간이다. 대체 이게 무슨 말이지? 소변을 직접 빼낸다고? 그게 어떻게 가능하지? 그냥 간단히 자가 도뇨 카테터를 삽입하면 된다. 이제부터 하루에 몇 번씩 일회용 카테터를 방광에 삽입해 소변을 빼낸다. 맞다, 정말이지 끔찍하게 들릴 것이다.

카테터는 쉽게 휘어지는 가느다란 실리콘 관으로 구성되어 있는데, 이 관은 자극이나 마찰을 방지하기 위해 대부분 매끄러운 층으로 감싸여 있다. 맞다, 카테터를 통해 비교적 쉽게 방광에 염증이나 감염이 발생할 수 있다. 그걸 방지하려면 청정 기술이 중요하다. 카테터 끝을 어떤 각도로 삽입해야 요도를 찌르지 않는지, 모든 것에 제대로 작동하려면 카테터를 얼마나 깊게 삽입해야 하는지 등은 전문가가 자세히 설명해 줄 테니 미리 겁먹을 필요 없다. 정확히 모르겠거든 용기를 내서 열 번, 스무 번 물어보라.

먼저 손과 음부 부위를 소독해야 한다. 따라서 이제부터는 손수건, 소독제, 윤활제 같은 도구를 항상 지니고 다녀야 한다. 생식기 부위를 소독하려면 다리를 벌린 자세로 서서 조심스럽게 음순을 벌리고 소독용 티슈로 윗부분을 가볍게 두드린다. 윤활제를 사용하고 싶으면 요도 입구에 조금 뿌리면 된다. 그럼 카테터를 더욱 쉽게 삽입할 수 있다. 본격적으로 카테터를 삽입하기 위해 다시 음순을 벌리고 앞으로 조금 당긴다. 그럼 카테터가 들어가야 하는 요도 입구가 더 잘 보인다. 이제 카테터의 포장을 벗기고 천천히 끄트머리를 조심스럽게 요도로 삽입한다. 모든 과정이 제대로 진행되었다면 이제 소변이 흘러나올 것이다. 소변은 카테터에 부착된 봉지나 추가 용기로 흘러 들어가는데, 그걸 변기에 비우면 된다.

소변을 빼낸 다음에는 요도에서 다시 카테터를 조심스럽게 빼내어 폐기한다. 처음 몇 번은 요도가 좀 아프거나 다친 듯한 느낌이 들지만 익숙해지면 그 느낌은 점차 사라진다. 만약 방광에 염증이 생긴 것 같으면 곧바로 담당 의사에게 명확히 설명하는 게 가장 좋다. 팁을 하나 주자면, 가능한 한 아무렇지도 않게 모든 일을 처리하려고 노력하라. 카테터는 이제 일상적인 배뇨 과정의 일부이므로 익숙해져야 한다. 모든 도구를 챙겨 화장실로 사라져 잠시 거기에 머물 때 자신이 바보 같다는 느낌이 들지 않도록 동료들에게 미리 사정을 알리면 도움이 될 것이다. 나는 당신을 믿는다. 당신은 할 수 있다!

## 방광을 미쳐 버리게 만드는 또 다른 이유들

하나 더! 소변 배출과 보관이 원활하지 않을 때 그 책임이 항상 방광이나 방광 시스템 자체에 있는 것은 아니다. 문제의 원인이 종종 몇 단계 더 높거나 더 심각한 곳, 즉 신경이나 외음부에 있을 경우도 있다.

**신경 인성 방광**

방광 벽 센서가 측정해 내보내는 소변 배출 신호를 뇌로 전송하는 일은 신경이 담당한다는 것을 기억할 것이다. 그런데 유감스럽게도 신경이 항상 성실하게 임무를 수행하는 것은 아니다. 척추 부상이나 신경 질환으로 인한 것일 수 있는데, 그런 경우를 전문가들은 신경 인성 방광이라고 부른다.

우리 몸을 3층짜리 공장이라고 상상해 보라. 방광은 아래쪽, 입구 영역에 있다. 이 영역에서는 방광 벽에 위치해 방광이 채워지는 즉시 팽창을 감지하는 센서가 작업하고 있다. 방광의 팽창을 감지한 센서는 그 신호를 두 번째 부서인 척수 신경으로 올려 보낸다. 그럼 척수 신경이 다시 수신된 신호를 맨 위에 있는 세 번째 부서, 즉 보스인 대뇌로 전송한다. 그곳에 신호가 도달하면 우리 뇌는 상황을 파악한다. 중요한 회의에 참석 중이거나 슈퍼마켓 계산대에 길게 줄이 서 있을 경우 뇌는 신경을 통해 이 정보를 방광으로 다시 전달한다. 그럼 방광 근육이 느슨한 상태를 유지하고 괄약근도 닫혀 있어 소변이 배출되지 않는다. 신호 전달자인 신경은 전체 배뇨 과정에서 없어서는 안 될 필수 요소다.

그런데 신경이 그 역할을 제대로 수행하지 못하면, 즉 신호를 보내지 않거나 암호화하거나 잘못된 신호를 보낼 경우 연쇄적으로 진행되어야 할 작업이 엉클어지면서 방광이 미쳐 버리게 된다. 그럼 회의를 하는 도중인데도, 또는 슈퍼마켓 계산대에서 길게 줄을 서 있다가도 갑자기 황급히 화장실로 달려가야 하는 것이다, 그럴 때면 심지어 도중에 소변을 조금 지리기도 한다. 정반대도 있다. 방광이 아무 신호도 보내지 않는 바람에 소변 배출에 어려움을 겪는 경우다. 양쪽 모두 안 좋다! 두 가지 중 어느 쪽이 당신한테 영향을 미치는지는 정확히 어느 쪽 신경에 장애가 있는지에 따라 달라진다. 예를 들어 경추, 즉 목 부위의 디스크 탈출처럼 위쪽 신경이 손상되었을 경우에는 과민성 방광이나 절박 요실금을 앓거나 밤에 20분에 한 번씩 화장실에 가게 될 수 있다. 반면 아래쪽, 즉 엉덩이 바로 위인 요추 부분의 신경이 손상된 경우에는 배뇨 장애가 발생할 가능성이 더 높다. 그럼 방광을 제때 비우는 데 어려움을 겪게 된다.

그런데 척추 부상은 제대로 인지하지 못하는 경우가 종종 있다. 하루이틀 정도는 목 부위가 쑤시고 아프지만 그 후 금세 잊어버리는 것이다. 그렇기 때문에 담당 전문의가 당신의 임상 사진을 아주 꼼꼼하게 살펴보는 것이 매우 중요하다. 방광 문제가 신경학적 원인에서 비롯되었을지도 모른다는 의심이 조금이라도 들면 방광뿐 아니라 신경계와 뇌도 더 면밀히 검사해야 한다. 어쩌면 자세한 병력 확인 이외에 요도와 뇌, 척추 MRI를 찍어 볼 필요도 있다.

## 자궁 내막증으로 인한 방광 문제

자궁 내막증은 가장 핫한 여성 질환 중 하나다. 최근 몇 년 동안 인스타그램 피드와 토크 쇼, 라이프 스타일에 관한 기사와 책, 그리고 여성들의 복부에서 자궁 내막증만큼 자주 등장한 질병은 없다. 갑자기 아주 많은 사람이 등장해 자궁 내막증과 그로 인한 어려움에 대해 명확히 설명하고 있다. 당연한 일이다. 의사들에 따르면 자궁 내막증은 두 번째로 흔한 부인과 질환이다(첫 번째는 자궁 내 양성 종양인 자궁 근종이다). 매년 약 4만 명의 환자가 새로 발생한다. 환산하면 가임기 여성의 10~20퍼센트가 영향받는다는 뜻이다.

자궁 내막증이 정확히 뭐냐고? 잠시 자궁 속으로 여행을 떠나 보자. 자궁 내막증은 자궁 점막의 작은 축적물이 자궁강(자궁안)을 떠나 자궁이 아닌 다른 부위의 조직에 부착하여 증식하는 것을 의미한다. 여성의 몸에서 일어나는 수많은 일이 다 그렇듯, 왜 이런 일이 생기는지는 아직 충분히 규명되지 않았다. 어쩌면 난소나 직장이 자궁보다 더 흥미롭기 때문일 수 있다. 정확한 사정이야 누가 알겠는가. 전문가들은 자궁에서 이탈한 이것을 자궁 내막증 병변이라 부른다. 이 병변은 대부분 생리 주기(및 관련 호르몬)의 영향을 받으며 엄청나게 커질 수 있다. 그로 인한 결과는? 생리 기간 동안 아주 극심한 통증을 느낀다.

오랫동안 극심한 생리통으로 고생하고 있다면(〈뜨거운 물병을 올려놓고 진통제를 드세요〉라는 정도의 통증이 아니라 말 그대로 극심한 생리통을 의미한다!), 의사를 찾아가 검사를 받아 보라. 산부인과 의사가 계속 도움을 줄 수도 있지만 자궁 내막증에 관한 전문의도 있다. 짧게 줄여서 흔히 엔도Endo라고 부르는 자궁 내막증Endometriosis이 불임의 가장 큰 원인 중 하나라는 사실은 모두 알 것이다. 자궁 내막증의 주요 증상은 생리 중 참을 수 없는 통증이다. 심할 경우 자궁 내막증의 영향을 받고 있는 여성과 소녀 들은 전체 순환계가 붕괴되어 실신할 수도 있다. 그 외에도 성관계를 할 때나 산부인과(또는 비뇨기과) 검진 시 통증을 느끼기도 하고 애무나 삽입이 없었는데도 하복부와 성기 부위에 통증이 있을 수 있다.

또한 화장실에서 문제가 발생할 수도 있다. 이는 대변 볼 때와 소변볼 때 모두 해당된다. 어느 기능에 문제가 생기는지는 전적으로 자궁 내막증 병변이 어느 기관에 위치해 있느냐에 달렸다. 많은 병변이 방광을 새집으로 선택한다. 전문가들에 의하면, 여성의 1~5퍼센트 정도가 요로 자궁 내막증에 걸린다. 자궁 내막증 병변이 가장 좋아하는 새집은 방광이고, 요관이 그 뒤를 잇는다. 신장이나 요도에 자궁 내막증이 발생하는 경우는 매우 드물다.

환자들은 자꾸 재발하는 방광염, 옆구리의 통증, 배뇨 장애 등을 겪으며 자신의 요로에 자궁 내막증이 생겼음을 인지한다. 그런데 이 증상들은 대체로 생리 주기와 흐름을 같이한다. 생리 기간 중에 증상이 더 악화된다는 뜻이다. 자궁내막증이 방광 문제의 원인인지를 확인하려면, 다시 말해 당신의 요로에 밀항자가 여러 명 있는지를 확인하려면 반드시 의사에게 검사받아야 한다.

**외음부 문제로 인한 방광 문제**

혹시 외음부통이나 질어귀통에 대해 들어본 적이 있는가? 아니라고? 걱정할 필요 없다. 당신만 그런 게 아니다. 이따금 방광염으로 고생하거나 과민성 방광으로 고통받는 여성들이라면 혹시 모를까, 이렇게 복잡하고 어려운 의학 용어를 듣고 뭔가를 떠올릴 수 있는 사람은 거의 없다. 대충 위에서 언급한 용어는 질 내부와 그 주변 통증을 의미한다. 외음부통은 외음부 전체, 즉 질과 음순 등의 통증을 의미하는 반면, 질어귀통은 음순 사이, 즉 외음부의 습한 내부에서만 발생한다. 당사자들한테는 (아무리 작은 것을 삽입하더라도) 모든 삽입이 끔찍하게 아프기 때문에 성생활을 즐기는 데 어려움을 겪는다. 그런 사람한테는 탐폰을 삽입하는 것조차 고통을 안겨 준다.

그런데 대체 그게 방광과 무슨 관련이 있느냐고? 외음부통이나 질어귀통을 느끼는 여성들은 종종 방광염의 전형적인 징후와 유사한 다른 증상들도 보인다. 소변볼 때의 화끈거림이나 하복부 통증, 빈뇨 등을 경험하는 것이다. 심지어 소변에 피가 섞여 나오는 경우도 있다. 그러니 처음에는 이것을 완전히 정상적인 방광염이라 생각할 수밖에. 그런데 안타깝게도 의사는 환자의 소변 샘플에서 염증을 유발하는 박테리아를 전혀 발견하지 못한다. 그래서 이런 여성들의 경우 간질성 방광염으로 진단하고 치료하는 때가 많다. 하지만 그것으로도 문제를 해결하지 못한다.

 수년에 걸쳐 수많은 의사를 만난 후에야 비로소 외음부통이나 질어귀통 진단을 받는 여성들이 아주 많다. 의사들 대부분이 이쪽 분야에 대해 (아직) 충분한 훈련을 받지 못한 것도 한 원인이다. 여성 환자들이 심리적 서랍 속에 갇혀 있는 경우도 드물지 않다. 그들은 아마 이런 말을 들었을 것이다. 〈안타깝게도 우린 아무것도 찾아내지 못했습니다. 분명 당신의 어린 시절에 무슨 문제가 있었을 겁니다. 먼저 그걸 꼭 밝혀내야만 합니다……〉 그럴 수도 있다. 하지만 아닐 수도 있다. 두 가지 외음부 질환의 진단은 고전적인 배

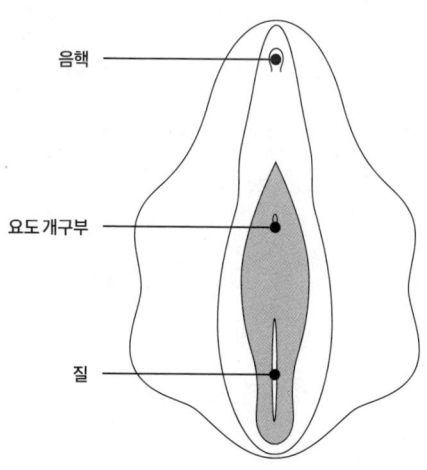

4. 방광 기능 장애: 방광에 문제가 생겨 소변 배출 기능이 원활하지 못한 상태

제 과정을 기초로 진행되며, 몇 가지 검사가 필요하다.

　몇 년 동안 여러 병원을 전전하면서 항생제만 처방받는 여성도 많다. 또한 그녀의 병을 심각하게 여기지 않는 경우도 허다하다. 그러니 아무리 사소한 것일지라도 모든 가능성을 열어 두고 낙담하지 말아야 한다. 방광염이 자주 발생하지만 소변에서 원인균이 발견되지 않으면 외음부통 혹은 질어귀통일 가능성에 대해 의사와 상의해야 한다. 성관계를 갖거나 탐폰을 사용할 때 통증이 없더라도 마찬가지다. 안타깝게도 (아직까지) 증상은 치료할 수 없지만 최소한 완화를 약속하는 여러 형태의 치료법이 있다.

## 비뇨기과 첫 방문 시 적응해야 할 것들

축하한다! 전문가에게 도움을 구한 당신은 이제 방광 건강을 위한 가장 중요한 첫걸음을 내디딘 셈이다. 이제부터는 그냥 절차를 따라가면 된다. 중요한 것은 걱정하지 않는 것이다. 왜냐고? 당신과 당신의 방광은 그럴 만한 가치가 충분하기 때문이다.

　접수처에서 맨 먼저 소변 검사를 위한 컵을 줄 것이다. 소변에 질병의 원인이 될 만한 박테리아나 바이러스, 기타 유해한 물질이 포함되어 있는지 확인하기 위해서다. 실제로 소변에 포함되어 있으면 안 될 물질도 찾는다. 이후 1차

상담이 진행된다. 이때 당신은 의사가 신뢰할 만한지 아닌지 곧바로 확인할 수 있다. 의사의 의사소통 방식은 어떤가? 증상을 상세히 묻고 그 내용을 기록하는가? 그리고 가장 중요한 것, 의사가 당신의 말을 귀담아듣는가? 그렇지 않고 당신의 배뇨 문제를 〈사실은 상상 속에서만 일어나는 전형적인 여성 문제〉라며 비웃거나 다양한 약을 처방하려 하면 당장 다른 비뇨기과 전문의를 찾아가야 한다. 불행하게도 이건 내 실제 경험에서 나온 이야기다.

우선 의사를 신뢰하는 것이 중요하다. 마음이 불편하면 서슴지 말고 병원을 옮겨라. 처음으로 방광에 문제가 생겼는데, (아직) 믿을 만한 비뇨기과 의사를 찾지 못했다면 산부인과를 먼저 방문하는 것도 괜찮다. 어쨌거나 산부인과 전문의는 여성 복부 질환의 전문가다.

면담을 시작하면 의사는 당신의 과거 병력을 물어볼 것이다. 허리 통증으로 자주 고생하나요? 마지막 수술은 언제였죠? 이런 질문들을 통해 의사는 당신과 당신의 몸에 대해 기본적인 사항들을 파악하고, 더불어 특정 질환을 배제하거나 더욱 정확하게 관찰할 수 있다. 다음은 당신의 소변 문제에 대한 자세한 기록이다.

다음과 같은 질문에 미리 대비해 두라. 증상이 언제부터 시작되었어요? 그때 무슨 일이 있었어요? 실수로 소변을 지린 적이 자주 있나요? 그때 새어 나온 소변의 양이 대강 어느 정도였나요? 보호용 패드를 착용하나요? 패드를 착용한다면 교체 빈도는 어떻게 되나요? 배변에 문제가 있나요? 성생활은 어떤가요? 등등.

당연히 처음에는 이런 질문들에 익숙하지 않아 마음이 불편하겠지만 반드시 솔직하게 대답해야 한다.

병력 확인이 끝나면 신장과 방광, 성기를 검사한다. 의사는 손으로 만지거나 누르면서 장기가 올바른 위치에 자리하고 있는지, 부은 건 아닌지, 피부가 붉게 변했는지 등을 확인한다. 일반적으로 방광은 소변이 150밀리리터 정도 모였을 때 느낄 수 있고, 500밀리리터 정도 차면 바깥쪽으로 부풀어 오른다(물론 뱃살이 많으면 눈에 띄지 않을 수도 있다). 더 정확한 판단을 위해 초음파를 이용해 장기를 다시 살펴본다. 방광 사이즈는 얼마인지, 방광 벽 두께는 얼마인지, 요로 결석이 보이는지, 아니면 낭종인지, 신장 기능은 정상인지 등을 확인하는 것이다. 양쪽 신장이 모두 잘 작동하면 소변이 정상적으로 배출될 수 있다. 일반적으로 검사 전 방광을 비우게 되므로(소변 샘플을 제공한 경우) 이제 의사는 초음파를 사용해 방광이 적절히 비워졌는지, 잔뇨가 남아 있는지 등을 확인할 수 있다.

성기를 검사할 때는 일반적으로 다리를 넓게 벌리는 치료용 의자에 앉는다. 먼저 의사가 손가락 혹은 퍼리니오미터Perineometer라는 측정기를 이용해 요도와 괄약근, 골반저를 검사한다. 퍼리니오미터는 골반저근을 측정하기 위해 질에 삽입되는 딜도 모양의 작은 장치로서, 자궁과 방광 또는 질 같은 장기의 탈출 여부를 확인할 수 있다.

그런 다음 요도에서 압력을 측정하거나 면봉으로 검체를 채취하는 작업에 착수한다. 이때 심장과 방광이 불안해질 수 있으나 걱정할 필요 없다. 이때 진행되는 가장 일반적인 검사들을 각 단계별로 하나씩 살펴보자.

**배뇨 일지**

의사가 당신한테 가장 먼저 요구하는 것은 배뇨 일지다. 뭐라고? 소변에 관한 일지라고? 그걸 어떻게 쓰는 거지? 이렇게 쓰면 되나? 〈사랑하는 일기장아, 오늘은 그리 멋진 날이 아니었어. 방광이 또 나를 미치게 만들었거든…….〉 아니다. 배뇨 일지는 그리 낭만적이고 창의적인 일기가 아니다. 그것을 다른 말로 배뇨 프로토콜이라고 부르는 이유가 다 있다. 배뇨 일지는 기본적으로 숫자와 사실만 꼼꼼하게 채워 넣는 일반 엑셀 표다.

애칭으로 소변 종이라고도 부르는 배뇨 일지를 통해 수분 섭취량과 배뇨 과정에서 일어난 특이 사항들을 확인할 수 있다. 배뇨 일지에는 수분을 얼마만큼 섭취했는지, 언제 화장실에 갔는지, 소변 배출량은 얼마인지, 요의는 얼마나 강했는지, 어떤 문제가 발생하지는 않았는지 등을 정확히 기록해야 한다. 이제부터 소변량을 정확히 측정할 수 있는 작은 계량컵이 당신의 새로운 화장실 친구가 될 것이다.

꽤 짜증 나고 피곤한 일이 될 거라는 거 나도 안다. 화장실을 공용으로 쓰는 개방형 사무실에서 일하면 상황은 더 어려워진다. 20분마다 작은 계량컵을 들고 화장실로 사라졌던 당신이 미친 듯이 엑셀 표에 뭔가를 기록하면 동료들은 놀랄 게 당연하다. 그냥 편한 마음으로 친한 동료에게 당신의 사정을 털어놓아라. 그럼 자동적으로 불쾌한 질문이 사라지고 관찰하는 듯한 시선도 없어질 것이다.

배뇨 일지를 얼마 동안 써야 할지는 전적으로 의사한테 달렸다. 일단 얼마나 자주, 또 얼마나 다급하게 화장실에 가야 하는지 알기 위해서는 사흘 정도면 충분하다. 이 정보를 바탕으로 질병 상태를 더욱 쉽게 판단하고 평가할 수 있다. 수분을 얼마나 섭취했고, 또 얼마나 자주 화장실에 가야 했는지를 종이 위 숫자로 확인하는 것은 본인한테도 도움이 될 수 있다.

그 외에 특히 자주 화장실에 가게 만든 음료가 무엇이

소변 미인의 배뇨일지

| (날짜) | 월 | 일 요일 | |
|---|---|---|---|
| 시간 | 배뇨량(밀리리터) | 수분 섭취량(밀리리터) | 비자발적 배뇨 충동 |
| | | | |
| | | | |
| | | | |
| | | | |
| | | | |

었는지에 대한 피드백도 얻을 수 있다. 그런 다음 드디어 약물 치료가 시작된다. 배뇨 충동을 억제시키는 약을 복용하는 경우 배뇨 일지를 통해 실제로 그 약이 효과가 있었는지, 만약 있었다면 어느 정도로 효과가 있는지 확인할 수 있다. 그렇기 때문에 배뇨 일지를 매우 진지하게 받아들이는 것이 아주 중요하다.

**브러시로 요도에서 검체 긁어내기**

브러시로 요도에서 검체를 긁어내는 것은 대상이 자궁 경부(자궁목)나 자궁구가 아니라 요도라는 점만 제외하면 산부인과 의사가 하는 검사와 유사하다. 찾고자 하는 원인균은 방광에 문제를 야기할 수 있는 유레아플라스마 또는 클라미디아 같은 세균이다. 그걸 검출하기 위해 의사는 일단 브러시를 상당히 깊숙이 집어넣는다. 그런 다음 조직 검사용 검체를 충분히 확보하기 위해 브러시로 적절히 닦아 내거나 긁어내야 한다. 맞다, 기분도 나쁘고 고통도 따른다. 유감스럽지만 이럴 때는 다음 문구를 떠올려라. 〈눈을 감고 괄약근을 이완시킨 다음 통과시킨다.〉 당신을 도와줄 방법이 이것밖에 없다는 사실을 항상 기억하라. 검체 채취가 끝난 뒤 당신과 당신의 방광은 몹시 지친 상태라 소변볼 때 여전히 약간의 통증이 있을 수 있다. 때로는 피가 약간 나올 수도 있다. 놀라지 마라. 이건 정상이다.

## 요 역동학 검사

도말 검사에서도 방광 문제의 원인을 못 찾았을 경우 요 역동학 검사를 해보는 것이 좋다. 이 검사는 진료받는 병원에서 직접 할 수도 있고, 필요한 장비를 갖춘 다른 병원에서 할 수도 있다. 요 역동학 검사를 통해 의사는 배뇨 현상 동안 소변이 흘러가는 길을 더 면밀히 관찰한다. 간단히 말하면 방광 근육이 언제 수축하고, 또 얼마나 강하게 수축하는지를 알아내기 위해 방광 내압을 측정한다. 요 역동학 검사를 하기 전, 반드시 소변 검사를 통해 감염이나 유사한 질병을 앓은 적이 있는지 확인해야 한다.

요 역동학 검사를 하기 위해서는 먼저 두 개의 가느다란 카테터를 삽입한다. 하나는 앞쪽에서 요도를 통해 방광으로, 다른 하나는 뒤쪽 항문을 통해 직장으로 연결된다. 맞다, 항문을 통과한다. 긴장했거나 기침할 때 외부에서 방광에 작용하는 압력을 측정하기 위해서다. 또한 방광과 괄약근의 근육 수축을 추적하는 센서를 피부에 부착한다. 그런 다음 카테터를 통해 천천히 방광을 미지근한 식염수로 채운다. 처음에는 알아차리지 못하지만 방광이 서서히 채워질수록 배뇨 충동이 더 강해진다. 식염수가 일정량에 도달하면, 이제 피부에 부착된 센서를 통해 방광 근육이 얼마나 강하게 수축하며 괄약근에 압력을 가하는지 측정할 수 있다.

요 역동학 검사는 기본적으로 일종의 변기 의자에서

행해진다. 방광에 보관할 수 없는 식염수 소변은 바닥이나 의자로 흘러내리는 게 아니라 변기 속으로 들어간다. 흘러나온 소변이 실수에 의한 것인지 아닌지, 또 흘러나온 소변의 양은 얼마인지 직접 확인할 수도 있다. 전체 검사 과정에서 나온 측정값을 기록한 후 평가한다. 최종적으로 의사는 소변이 가득 차자마자 방광이 어떻게 반응하는지 정확히 알게 된다.

### 요류 검사

요류 검사는 소변이 방광을 떠날 때의 힘과 속도를 측정하는 것이다. 또한 이것은 요도 협착을 확인하기 위한 검사이기도 하다. 우리끼리 하는 말이지만, 사실 요류 검사가 가장 문제가 적다. 배뇨 말고는 아무것도 할 필요가 없기 때문이다. 게다가 이 검사는 오줌발의 세기를 측정하는 특수 화장실에서 진행한다. 이걸 통해 의사는 당신이 정상적으로, 즉 건강하게 배뇨하는 사람인지, 아니면 너무 빠르거나 늦게 배뇨하는 사람인지 정확히 알 수 있다.

### 방광 조영 검사: 요로 엑스선 촬영

당신은 모르는 사람들 앞에서 소변보는 것이 부끄럽다. 그렇다면 이 검사에 정말 만족할 것이다. 아니, 여기서는 관찰만 받는 게 아니라 엑스선 촬영도 한다. 의사가 모든 것을 제대로 확인할 수 있도록 먼저 카테터를 이용해 방광에 조영제를 주입한다. 그렇게 하면 방광 속 소변에 무슨 일이 일어나는지 정확하게 관찰할 수 있다. 배뇨 요도 방광 조영 검사를 통해 소변이 요관으로 역류할 가능성은 없는지, 방광에 잔뇨가 남아 있는지 등 모든 것을 정확히 확인할 수 있다.

**방광경 검사**

의사가 당신의 방광 상태에 대해 확신을 갖지 못하고 문제의 원인을 찾아내지 못했다면 이제 당신의 가장 깊숙한 곳을 들여다볼 때가 되었다. 이는 방광경의 도움을 받아 수행할 수 있다. 소위 방광경이라고 불리는 특수 내시경을 요도에 삽입해 방광을 두루 관찰하는 것이다. 방광경 검사는 원칙적으로 국소 마취하에서 실시한다. 방광 입구에 마취용 젤을 발라 감각을 마비시키는 것이다. 여성들이여, 짧은 요도가 이럴 때는 유리하다. 우리 여성들한테는 매우 간단한 이 검사는 시간이 짧게 걸릴 뿐만 아니라 무엇보다 통증이 없다. 하지만 검체를 얻기 위해 브러시로 요도를 긁어내는 것과 마찬가지로 방광경 검사를 하면 방광이 상당한 자극을 받아 손상될 수 있다. 따라서 검사 후 작열감과 일반적인 불편함은 정상이다. 하지만 이 이상하고 불쾌한 느낌이 3일 이상 지속되면 그 즉시 병원에 알려야 한다.

모든 검사가 끝나면 의사는 결과를 알려 주고 향후 당신과 당신의 방광을 어떻게 치료할지 논할 것이다. 어떤 약품을 사용할 것인지, 특별한 골반저 훈련의 도움을 받아야 할지, 아니면 방광 문제를 더 면밀하게 검사해야 할지 등에 대해서. 만약 의사가 방광 문제가 온전하지 않은 신경로 때문에 발생했을 거라고 추정할 경우 신경과 전문의에게 MRI나 CT 촬영을 통해 척추나 두뇌의 이상 유무를 확인해 달라고 요청한다. 신장의 손상 유무를 확인하기 위해, 즉 신장 기능이 정상적으로 작동하는지 알기 위해 영상 의학과에서 신장 스캔을 해볼 수도 있다. 이 검사의 목적은 척추나 두뇌의 이상이 아니라 신장 활동이 정상적으로 이루어지고 있는지를 확인하는 것이다. 혈액이 충분히 공급되면 신장은 정상적으로 작동하여 소변을 멀리 방광까지 보낸다. 검사 결과에 따라 추가 치료를 받게 된다.

## 가능한 대체 요법들

방광과 신장을 철저히 검사하고 거의 모든 치료법을 사용해 봤는데도 아무 소용이 없다면? 안타깝게도 — 재발성 방광염을 포함해 — 방광 문제의 절반 이상은 심리와 연관되어 있다. 수년간 지속되는 힘든 고통의 길 대신 다른 치료법을 찾아야 할 수도 있다.

### 심리 치료
그래, 맞다. 비록 우리가 신체와 함께, 또 신체 속에서 살아가고 있더라도 〈신체의 언어를 이해하는 것〉은 그리 쉽지 않다. 그래서 종종 이런 일이 발생한다. 우리한테 뭔가 문제가 생기면, 즉 우리가 인정하고 싶지 않거나 잊을 수 없는 일이 생기면 신체가 다른 방식으로 그 문제를 우리한테 알려 주는 것이다. 물론 방식은 사람마다 천차만별이다. 어떤 이들은 갑작스러운 두통이나 수면 장애, 소화 장애로 고통받고, 또 어떤 이들은 사춘기 시절처럼 피부 트러블이나 심각한 여드름에 시달린다. 방광이 미쳐 버리는 이들도 있다. 당연하게도 과민성 방광은 의학적 원인이 없는 가장 흔한 여성 질환 중 하나다.

혹시 원인불명으로 비뇨기과 전문의한테서 아무 도움을 못 받은 채 오랫동안 방광 문제로 고통받고 있는가? 그렇다면 좀 더 자세히 알아보자. 혹시 당신을 오랫동안 괴롭히는 일이 있는가? 직장 생활이나 인간관계에서 좌절감을 느끼는가? 아니면 정반대로 사람들과 잘 어울리고 싶은데 잘 되지 않는가? 이 모든 일이 눈치채지 못하는 사이에 당신의 신체에 스트레스를 주는 원인이 될 수 있다. 일찍이 내 단골 접골사가 이런 말을 한 적이 있다. 〈당신 몸은 스스로를 보호하기 위해 자신이 할 수 있는 모든 것을 하는 거대한 기계예요.〉 어쨌든 주치의와 상담하고 필요한 경우 심리 치료를 받는 것이 좋다.

또한 전반적으로 삶의 속도를 늦추는 것도 하나의 방법이다. 깊게 심호흡을 하면서 눈을 감고 마음의 긴장을 풀

라. 그리고 당신의 몸에, 또 몸의 요구에 귀를 기울여 보라(몸의 요구는 바로 당신의 요구다). 명상하고, 요가하고, 그림을 그려 보라. 도자기를 빚고, 산책하며 새들의 소리를 들어 보라. 당신 자신에게 더 가까이 다가가 긴장을 풀어 주는 일을 하도록 하라.

**전통 한의학**

전통 한의학에 따르면, 음과 양, 즉 여성 에너지와 남성 에너지가 조화를 이루지 못하면 방광에 자주 문제가 발생한다. 또한 방광과 신장 사이에도 부조화가 있을 수 있다. 장기의 특정 에너지 간에도 부조화가 있을 수 있다는 뜻이다. 이럴 경우 한의학에서는 특정 약초나 침술을 사용한다. 하지만 걱정할 필요 없다. 우리가 눈치채지도 못할 만큼 아주 작은 바늘을 사용하므로 그냥 의사를 믿고 몸을 내맡기면 된다. 하지만 사전에 보험사가 이런 치료법의 비용을 지원하는지, 지원한다면 어느 정도까지 지원하는지 반드시 확인해야 한다.

**지압**

침술과 달리 지압은 단지 손가락만을 이용해 신체의 특정 부위에 압박을 가하는 치료법이다. 이렇게 하면 에너지가 흐르면서 신체의 특정 문제를 완화하거나 치유할 수 있다. 이때 특정 장기의 문제를 풀기 위한 지압점이나 경혈점은 신체 가운데 전혀 다른 부위에 위치하고 있다. 방광의 지압점과 경혈점은 통칭하여 방광 경락선이라 부르는데, 신체 전체에 상당히 넓게 분포되어 있다. 눈 안쪽 모서리의 약간 옆에서 시작하여 머리 위를 지나 목을 거쳐 등 뒤쪽으로 이어진다. 이후 두 개의 분리된 경락선으로 나뉘는데, 각각의 다리와 발의 바깥쪽을 지나 맨 마지막에는 새끼발가락의 발톱 위에서 끝난다. 물론 진료실에서 의사는 당신의 모든 경락선을 거쳐 가면서 압박을 가할 수 있다.

그런데 지압은 집에서 완전히 공짜로도 할 수 있다. 예를 들면 발목과 아킬레스건 사이, 바깥쪽 발목에 위치한 방광 지압점 BL-60은 방광 건강에 몹시 중요하다. 이 지점에 압박을 가하면 방광뿐 아니라 머리나 목의 통증도 완화시킬 수 있다. 이 부위를 엄지나 검지를 이용해 천천히, 그리고 균일한 힘으로 약 10초 정도 마사지하면 된다. 그런 다음 잠시 손가락을 떼고 기다렸다가 다시 그 지점을 꾹 눌러준다. 의욕과 시간과 에너지가 허락하는 만큼 마사지를 계속한다. 적어도 5회 정도 해야 효과를 볼 수 있다. 가장 좋은 방법은 지압 전문가에게 조언을 구하는 것이다.

**방광 문제와 접골 요법**

접골사에 따르면 다른 모든 장기와 마찬가지로 방광 또한 편안함을 느끼며 최고의 성능을 발휘하려면 충분한 공간과 움직임의 자유가 필요하다. 방광이 다른 장기에 의해, 또는 유착이나 근막 구조, 인대, 근육 등에 의해 압박을 받아 움직임이 제한되면 태업을 하기 시작한다. 그 결과 배변 장애나 과민성 방광, 또는 빈번한 방광염에 시달리게 되는 것이다.

접골사는 촉진, 즉 손을 올려놓는 특정한 기술을 이용해 다시 방광의 균형을 맞추려 애쓴다. 신체 각 부위와 장기의 해부학적, 생리학적 배경과 특성을 감정해 방광에 발생한 문제의 원인을 찾는 것이다. 원인은 어디에나 있을 수 있다. 턱을 예로 들어 보자. 턱 정렬 불량으로 고통받는 경우 하향 압력이 골반에 영향을 미치고, 그건 다시 방광의 압력을 증가시킬 수 있다. 또 무릎은 허벅지의 결합 조직을 통해 골반과 연결되어 있는데, 이것이 잘못 연결되었을 경우 장기적으로 방광에 스트레스를 주고 기능 장애를 일으킬 수 있다.

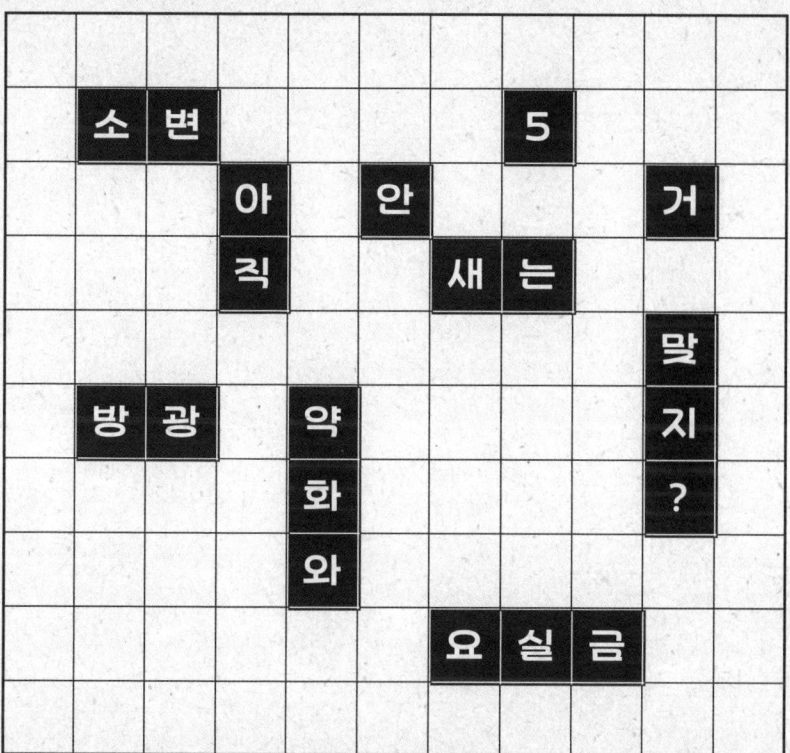

요실금이라니……. 몹시 터부시되는 주제가 아니던가! 제때 화장실에 못 갔다는 사실을 공개적으로 이야기한다고? 있을 수 없는 일이다. 우리가 마지막으로 〈공식적으로〉 바지에 오줌을 싼 것은 유치원이나 초등학교 시절의 이야기다. 그리고 그때는 보통 엄마와 아빠가 뒤처리를 다 해주었기 때문에 우린 부끄러워할 이유가 없었다. 그런데 지금은 어떠냐고? 물론 지금은 뭔가 잘못되어 소변 일부가 변기가 아니라 바지로 새어 나갔을 때 당연히 부끄러움을 느낀다. 그런데 우리 중에는 그런 사람이 많다!

독일 요실금 학회가 발표한 추산을 보면, 독일에서만 약 1천만 명이 요실금을 앓고 있다. 슈퍼마켓 계산대에서 더 이상 노인들만 기저귀 팩을 몰래 감추는 것은 아니다. 75세 이하 연령층에서도 뜻하지 않은 배뇨 실수를 호소하는 이들이 늘고 있다. 학회에 따르면 20세 미만 연령층의 약 10퍼센트가 요실금을 겪고 있고, 30세 이상에서는 그 비율이 20퍼센트로 증가한다.

그러나 실제로 얼마나 많은 사람이 요실금과 방광 약화에 시달리고 있는지 정확히 말하기 어렵다. 짐작컨대 통계에 잡히지 않은 사례가 아주 많을 것이다. 왜냐고? 오줌을 지리는 사람들의 절반쯤은 문제를 해결하고 치료받기 위해 비뇨기과를 찾지 않을 것으로 추정되기 때문이다. 요실금을 〈커밍아웃〉 하기에는 수치심이 너무 크다. 비뇨기 관련 의료 제조업체인 파울 하르트만사의 한 연구에 따르면 환자의 39퍼센트는 이 문제에 관해 파트너와 대화하는 것조차 회피했으며, 그로 인해 성생활에 제약을 받았다.

하지만 마침내 침묵을 깨뜨릴 시간이 왔다. 소변이 새어 나오는 방광은 치료될 수 있기 때문이다. 우리는 단지 그 방법만 알면 된다.

요실금은 여러 유형으로 나뉜다. 유형별로 차이가 크지만 최종 결과는 모두 동일하다. 바지를 적신다는 것이다. 가장 흔한 형태는 복압 요실금과 절박 요실금, 그리고 이 두 가지 형태가 뒤섞인 혼합형 요실금이다.

## 일명 〈어이쿠 순간〉, 복압 요실금

복압 요실금의 경우 방광 자체가 아니라 골반저에 문제가 있다. 괄약근이 너무 약해 방광의 압력이 낮은데도 견디지 못하는 것이다. 이런 사람들은 배뇨 욕구가 없어도 소변이 새어 나온다. 사전 통고도 없이 소변이 몇 방울씩 똑똑 떨어진다. 심지어 소변이 전부 다 흘러나오기도 한다. 특히 물건을 들어 올리거나 뛰어다니는 등 신체 활동을 할 때는 물론이고 재채기나 기침, 웃음 같은 사소한 행동을 할 때도 소변이 일부 새어 나올 수 있다. 요실금이 정말 심할 경우에는 누워 있는 동안, 즉 완전히 이완된 상태에서도 소변이 새어 나올 수 있다.

이미 짐작하겠지만, 여성의 골반저는 태생적으로 남성보다 스트레스를 더 많이 받으므로 복압 요실금이 발생하는 경우가 많다. 불공평한 일이다. 안 그런가? 여성 골반의

해부학적 구조로 인한 현상이다. 골반저는 자궁 같은 중요한 기관을 품고 지지하는 기능을 수행하는데, 임신 중에는 더 부드러워지고 탄력이 생기며, 출산 중에는 함께 고통을 겪는다. 폐경이 되어 에스트로겐이 감소하면 골반저에 혈액 공급이 줄어들면서 골반이 약해진다.

나이가 드는 것 역시 골반저 근육에 큰 타격을 준다. 30세에서 80세 사이에 괄약근의 근섬유는 무려 65퍼센트 줄어든다. 따라서 80세가 되면 우리가 원래 가졌던 힘의 절반이 사라지는 것이다. 얼굴에 생긴 주름살이나 축 늘어진 엉덩이는 그에 비하면 아무것도 아니다. 또한 결합 조직의 약화와 과체중도 복압 요실금 게임에서 중요한 역할을 한다.

골반저가 너무 약하면 소변을 담고 있는 것 외에도 다양한 장기를 지탱하고 지지하는 또 다른 중요한 역할을 더 이상 수행할 수 없다. 이는 다시 방광 문제와 요실금으로 이어질 수 있다. 전문 용어로 이를 골반 장기 탈출증이라 한다.

**자궁과 방광 또는 기타 장기의 탈출로 인한 경우**

아래쪽으로 탈출하기 쉬운 장기는 자궁과 직장, 방광이 있다. 대체 왜 그런 일이 생기는 걸까? 우리의 장기는 일반적으로 인대와 결합 조직, 골반저 같은 여러 고정 장치들에 의해 안전하게 지탱된다. 말 그대로 〈자리 잡고, 적응하고, 흔들리고, 공기를 마신다〉. 그런데 임신과 출산, 결합 조직 약

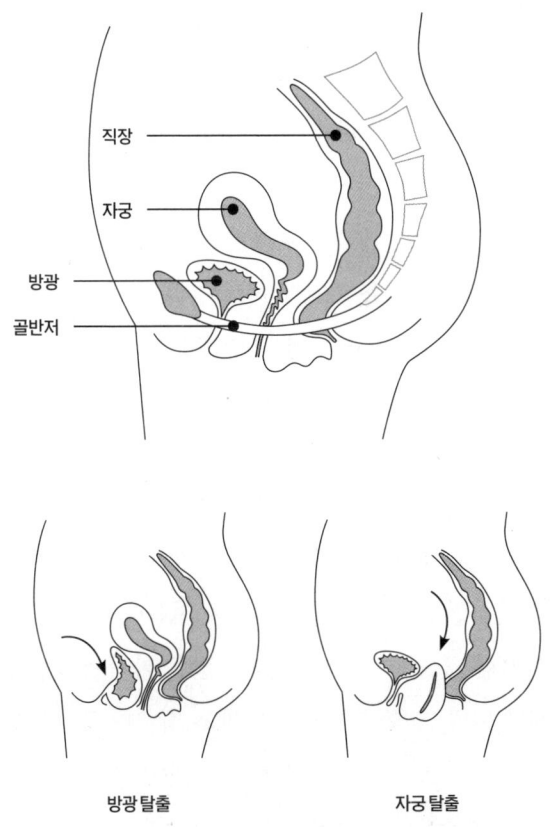

방광탈출　　　　　　자궁탈출

화, 과체중, 또는 호르몬 이상 등으로 이 지지대가 느슨해지고 약해져 더 이상 장기를 지탱하지 못하게 되는 것이다. 그럴 경우 장기가 밑으로 탈출할 위험이 높다! 장기 탈출의 대표적 증상으로는 복부와 허리 통증이 있는데, 배가 약간 아래쪽으로 당겨지는 듯한 이물감도 수반된다. 아마 생리혈이 가득 차 시급히 교체해야 할 탐폰이 몸속에 들어 있는 것 같은 느낌일 것이다.

사실 장기는 고정 장치들에 의해 서로 연결되어 있기 때문에 하나의 장기가 탈출했을 경우 치료하지 않으면 곧바로 다른 장기가 탈출하게 된다. 한마디로 말해, 함께 묶여 있고 함께 잡혀 있는 것이다.

골반 장기 탈출증을 바로잡지 않은 채 골반저가 계속 닳게 되면 관련 장기들 가운데 하나가 질 바깥으로 밀려 나와 외부에서도 눈으로 확인할 수 있게 된다. 이것을 의사는 방광 탈출, 자궁 탈출, 또는 질 탈출이라고 부른다(빠져나온 장기가 무엇이냐에 따라 이름이 다르다).

이미 짐작하고 있겠지만, 하복부의 여러 장기가 탈출하는 것은 방광과 골반저에 심각한 영향을 미친다. 방광 자체가 탈출하면 소변 배출과 보관에 어려움을 겪을 수 있다. 골반저처럼 위쪽에 위치한 장기는 탈출 과정에서 방광을 압박하게 된다. 그럴 경우 방광은 배뇨 장애나 과민성 방광으로 반응한다. 전문가들에 따르면, 가벼운 골반저 탈출증을 겪는 여성들 가운데 절반은 약한 방광과 그로 인한 요실금이 원인이라고 한다.

앞서 언급한 바와 같이 골반 장기 탈출 현상은 주로 임신과 출산으로 인해 발생하지만, 비만이나 호르몬 이상, 약한 결합 조직 때문에 발생할 수도 있다(아마 셀룰라이트가 결합 조직이 약할 때 일어날 수 있는 최악의 현상이라고 생각했을 것이다).

방광 문제가 장기 탈출로 인한 것인지 확인하기 위해

의사는 외부에서 질을 통해 손가락을 집어넣어 골반 내 장기들이 제자리에 있는지 확인한다. 또한 골반 뒤쪽에 있는 장기를 제대로 검사하기 위해서 엉덩이 속에서 손가락을 움직여 촉진으로 장을 간단히 검사하기도 한다. 비뇨기과 진료실에서의 항구 투어는 남성들의 전유물이 아니다.

골반저가 다른 장기들에 의해 눌리고 있으면 페서리를 이용해 문제를 바로잡을 수 있다. 페서리는 질에 삽입하는 큐브나 링, 컵 형태의 실리콘 기구를 말한다. 페서리는 특별한 모양과 형태 덕분에 질 벽에 진공 공간을 형성하게 되는데, 그것이 질 벽을 지지하여 하강을 방지한다. 페서리는 탐폰이나 생리 컵 못지않게 편안하기 때문에 삽입하더라도 전혀, 혹은 거의 인지하지 못한다. 또한 원하는 기간만큼 삽입할 수 있지만 밤에 잠자리에 들기 전 반드시 제거해 깨끗하게 세척해야 한다.

페서리 제거 방법은 탐폰이나 생리 컵을 사용할 때와는 방식이 조금 다르다. 페서리는 진공 공간을 형성해 더 단단하게 고정되어 있기 때문에 확 잡아당기는 방식으로 쉽게 제거할 수 없다(주의: 그렇게 하면 급성 통증과 부상의 위험이 있다!). 페서리를 빼내기 전에 손가락을 질에 삽입한 다음 페서리 주위를 조심스럽게 한 번 훑어 준다. 이렇게 하면 진공이 해제되어 페서리를 더 쉽게 꺼낼 수 있다.

말 그대로 상황이 진짜 심각한 경우에는 다양한 수술을 통해 치료할 수 있다. 골반저와 장기를 지탱하기 위해 특정 결합 조직을 질에 이식할 수도 있다.

다양한 방법 중 어느 것이 가장 적합할지는 나이, 출산 유무, 기관 탈출증의 심각성과 진행 정도에 따라 달라진다. 담당 의사가 최선의 조언을 해줄 것이다.

상황이 아주 심각해지는 것을 방지하고 장기를 원래 위치에서 유지할 수 있게 해주는 가장 중요하고 좋은 방법은 골반저 훈련이다. 골반저는 모든 장기를 담고 있는 모선이나 마찬가지다. 모선이 더 좋아질수록, 즉 모선이 잘 훈련되어 건강하게 유지될수록 자궁과 방광 등이 몸 안에서 더 안전하게 있을 수 있다.

**골반저 훈련**

복압 요실금의 장점은 뭘까? 골반저 훈련을 통해 아주 잘 통제할 수 있다는 것이다. 골반저근을 강화해 근력과 두께를 증가시키고 신경과 근육의 상호 작용을 향상시키면 괄약근을 더 단단히 유지할 수 있게 된다. 그럼 기침이나 재채기, 뜀뛰기 등을 할 때도 아무 문제없이 방광의 압력을 견딜 수 있다. 숙련된 물리 치료사는 골반저의 모양을 바로잡는 데 어떤 훈련법이 가장 좋은지 조언해 줄 수 있다. 골반저의 기능 장애만 전문적으로 다루는 사람들도 있는데, 이들을 골반 물리 치료사라 부른다. 당신이 다니는 〈일반적인〉 물리 치료실이나 정형외과 병원에 문의하는 것이 가장 좋다.

**생되먹임(바이오피드백)을 통한 제어 강화**

생되먹임이란 환자가 피드백을 통해 무의식적인 신체 변화 과정을 더 잘 인지하는 방법을 배우는 치료법이다. 물론 골반저의 경우에도 생되먹임이 가능하다. 우리 몸에 삽입된 작은 측정 기구가 진동, 경고음, 깜박이는 불빛 등을 이용해 괄약근을 얼마나 세게 수축했다 이완시켜야 하는지 정확히 보여 준다. 병원에서 생되먹임을 하게 되면 골반저의 긴장과 이완 상태를 실시간으로 관찰할 수 있다. 측정 기구를 화면과 연결하면 현재 긴장 강도가 어느 정도인지를 보여주는 그래프가 화면에 뜬다. 다소 지루할 수 있는 골반저 훈련을 좀 더 흥미롭고 재미있게 해주는 일종의 비디오 게임이라 할 수 있다.

**잠깐만! 질 내 원뿔 삽입**

그 외에도 훈련에 도움을 주기 위해 질 속에 원뿔 기구를 삽입하기도 한다. 원뿔이 흘러나오는 느낌이 들면 반사적으로 골반저근을 수축하고 조이게 되는데, 그 과정에서 골반저근의 훈련이 이루어진다. 질 내에 삽입하는 원뿔은 탐폰과 유사한데, 20~100그램 사이의 다양한 무게로 제공되므로 골반저를 더욱 강력하게 훈련할 수 있다. 복싱처럼 기본적으로 플라이급에서 시작해 헤비급까지 올라간다.

## 전기 자극 요법

놀랍게도 골반저 훈련은 전기 자극 요법을 통해서도 가능하다. 이때 좋은 점! 우리는 능동적으로 아무것도 할 필요가 없다는 것이다. 그냥 전원이 연결된 전기 자극 기구를 삽입하고 스위치를 켠 다음 뒤로 기대어 휴식을 취하면 된다. 전기 자극은 골반저의 다양한 근육을 활성화시켜 골반저를 수축시킨다. 요실금을 막기 위한 훈련에는 20~50헤르츠의 주파수로 0.1~0.3밀리세컨드(1/1000초) 동안 자극하는 것이 가장 좋다. 그럼 진동과 함께 약간 당기는 느낌이 들 것이다. 그 진동조차 없다면 아무것도 알아차리지 못한다. 좋은 결과를 얻으려면 하루에 한두 번씩, 약 15~20분 정도 전기 자극기를 이용해 골반저를 자극해야 한다. 좋아하는 시트콤 딱 한 편 볼 시간이면 충분하다.

## 복압 요실금 치료제

골반저 훈련 외에 약물로도 복압 요실금을 완화시킬 수 있다. 호르몬 변화와 에스트로겐 부족으로 인해 골반저가 노쇠해졌을 경우 질에 호르몬 좌약을 삽입하면 도움이 된다. 호르몬 좌약이 가진 점막 재생 효과 덕분이다. 그 외에 작용 물질인 두록세틴* 성분을 함유한 약물을 사용할 수도 있다. 이 약품은 복압 요실금 외에 우울증에도 사용된다. 두록

---

\* 신경절에서 세로토닌의 재섭취를 선택적으로 억제하여 항우울 작용을 나타내는 약물. 우울증, 불안증, 스트레스성 요실금, 만성 신경통의 치료에 쓴다.

세틴은 척수에 가장 큰 영향을 미치며 세로토닌과 노르에피네프린(부신 속질에서 아드레날린과 함께 분비되는 호르몬)의 농도를 증가시킴으로써 신경을 통해 골반저를 지원한다.

**마지막 단계: 수술**

어떤 치료법도 소용이 없고, 골반저 훈련과 전기 자극 요법, 약물 치료로도 효과를 보지 못했을 경우 복압 요실금을 치료할 수 있는 다음 방법은 수술이다. 대부분 요도 아래쪽에 질 슬링을 삽입하는 수술인데, 슬링이 일종의 해먹처럼 요도를 아주 편안하게 지지해 준다. 요도를 안정시켜 골반저의 부담을 덜어 줌으로써 요실금을 개선하는 데 목적이 있다. 의사와의 면담을 통해 이런 수술이 당신에게 적합한지 여부를 논의한다. 혹시 신체 활동 중에 어떤 문제가 발생하더라도 걱정할 필요 없다. 고강도 신체 활동을 하는 경우 요실금이 없는 여성이라도 종종 소변이 약간 새어 나올 수 있다. 연구에 의하면, 최고의 여성 운동선수와 댄서 가운데 절반 이상이 특정 상황에서 자기도 모르게 소변이 새어 나오는 경험을 했다고 한다. 그들 가운데 60퍼센트는 이런 사소한 사고로부터 자신을 보호하기 위해 패드를 착용한다. 여성 트램펄린 체조 선수의 경우에는 그 수치가 무려 80퍼센트에 달한다.

## 〈급해요, 급해!〉, 절박 요실금

절박 요실금은 급작스럽게 강한 배뇨 충동이 일면서 저도 모르게 소변이 새어 나오는 현상을 말한다. 방광이 아직 다 차지도 않았는데 그런 일이 생기는 것이다. 복압 요실금과 달리 절박 요실금은 소변을 담고 있지 못할 만큼 약해진 골반저와는 아무 상관이 없다. 이때 배뇨의 힘은 방광 자체에서 나온다. 방광 근육이 갑자기 크게 수축하면 제일 강한 괄약근도 압력을 견디지 못해 굴복하고, 그 결과 소변이 새어 나오는 것이다. 중세 시대 공성전을 떠올리면 쉽게 이해할 수 있다. 내부에서는 어떻게든 공격을 막아 보려 애쓰지만 외부의 충격이 갈수록 심해지다가 급기야 공성 추까지 투입된다. 결국 우리 몸의 골반저에 해당하는 성문이 어느 순간 무너져 버린다. 적군이 무리 지어 성으로 쳐들어오고 우리는 바지에 소변을 적신다.

안타깝게도 절박 요실금은 혼자 오지 않고 종종 가장 친한 친구인 과민성 방광을 동반한다. 이럴 경우 당사자는 두세 시간마다, 심할 때는 20분마다 바지를 적시지 않도록 주의해야 한다. 가장 불편한 순간들도 마찬가지다. 슈퍼마켓 계산대에 줄 서 있거나 강의 중일 때, 공원에서 데이트할 때처럼 가장 가까운 화장실까지 질주하는 게 어려운 상황 말이다.

이렇게 방광 근육이 갑자기 경련하며 수축하는 데에는

여러 가지 원인이 있다.

### 방광의 수용체가 원인이다

방광의 압력을 측정하는 수용체가 오작동을 하면 절박 요실금이 발생할 수 있다. 수용체가 신경에 방광이 이미 다 찼다고 거짓 정보를 제공하는 경우를 말한다. 잘못된 정보를 받은 뇌는 즉시 방광을 비우라는 명령을 내리고, 그 결과 우리는 다급하게 화장실을 찾아야 한다. 그리고 제시간에 화장실에 도착하지 못하면 소변이 새어 나온다. 하지만 에스트로겐 부족으로 방광 균형이 무너졌을 때에도 절박 요실금이 생길 수 있다. 또한 완치되지 않은 방광염이나 방광 벽 손상으로 인한 간질성 방광염이 원인일 수도 있다.

### 신경이 원인이다

방광의 다른 모든 문제와 마찬가지로 신경이 방광 센서의 신호를 뇌에 올바르게 전달하지 못할 때 절박 요실금이 발생할 수 있다. 뇌가 방광이 가득 찼다는 거짓 신호를 너무 많이, 또 너무 자주 받으면 방광 근육이 수축하기 때문에 우리는 즉시 가장 가까운 화장실로 가야 한다. 그렇지 않으면 낭패를 볼 수도 있다. 신경이 잘못된 정보를 보내는 것은 추간판 탈출증 같은 척추 손상 때문일 수도 있고, 파킨슨병이나 다발 경화증 같은 신경 질환 때문일 수도 있다.

안타깝게도 과민성 방광처럼 절박 요실금의 경우에도

정확한 발생 원인을 찾을 수 없다. 그야말로 우울하고 짜증 나는 일이 아닐 수 없다. 그래서 오히려 절박 요실금의 심리적 측면을 더욱 자세히 살펴볼 필요가 있다.

절박 요실금 치료법은 유발 원인이 무엇인지에 따라 달라진다. 신경에 문제가 있다면 기저 질환을 먼저 치료해야 한다. 담당 주치의가 물리 치료와 마사지 또는 수술 여부에 대해 당신과 의논할 것이다. 방광염이나 간질성 방광염으로 인한 절박 요실금에는 해당 질병에 대한 최선의 치료법을 찾아야 한다. 에스트로겐 부족으로 인해 배뇨 충동 문제가 발생하면 의사는 해당 부위에 직접적인 효과를 얻기 위해 질에 좌약 형태의 호르몬제를 처방할 수 있다.

**절박 요실금 치료제**

배뇨 문제에 대해 그 어떤 해답도 찾을 수 없을 경우 증상을 완화하고 긴장을 풀어 주는 다양한 약물을 처방할 수 있다. 과민성 방광의 경우와 유사하게, 다양한 유형의 정제가 방광 근육을 이완시켜 배뇨 충동을 완화시켜 준다. 이때 소위 항콜린제를 사용하는데, 이는 방광 수용체에 작용하여 방광 근육의 수축을 방지한다.

의사와 상담을 통해 어떤 약이 당신에게 적합한지 결정한다. 시중에 아주 다양한 제품이 출시되어 있다. 하지만 이런 약품들로도 증상이 호전되지 않거나 부작용이 심한 경우 보톡스 치료를 고려해 볼 수 있다. 신경독인 보톡스가 방광 근육을 진정시킴으로써 빈번한 수축으로 인해 화장실을 찾아야 했던 것을 막아 준다.

### 골반저 훈련은 언제나 옳다!

절박 요실금은 약한 골반저나 괄약근과 관련이 없다. 하지만 이 경우에도 골반저 훈련은 결코 나쁠 게 없다. 골반저가 강할수록 방광 근육이 더 많은 힘을 발휘해 요실금으로 바지가 젖는 일이 줄어든다. 튼튼한 골반저는 성생활의 만족도를 높여 주고 자신감 있는 과감한 체위도 가능하게 해준다. 그러니 여성들이여, 힘을 내라!

### 그 외의 방법들

이런 다양한 치료법들로도 절박 요실금의 증상이 호전되지 않으면 방광 페이스메이커로 치료를 시도해 볼 수 있다. 방광 페이스메이커는 신경과 방광 근육 사이의 잘못된 의사소통을 다시 정상화시켜 준다. 페이스메이커가 골반저 신경망으로 보내는 전기 자극으로 인해 방광 근육은 우리가 준비가 되었거나 화장실에 있을 때만 수축한다. 작은 팁 하나! 공공장소에서 실수할지 모른다는 두려움을 줄이려면 흡수성이 좋은 패드를 착용하는 것이 확실히 도움이 된다. 이는 방광이 계속 안전지대에 있다는 의미로서, 엄청난 심리적 안정감을 가져다줄 수 있다.

## 두 가지가 겹치면 더욱 안 좋다, 혼합 요실금

두 가지 요실금이 다 발생할 수 있는데 왜 한 가지만 오겠는가? 안 그런가? 혼합 요실금은 복압 요실금과 절박 요실금이 동시에 나타나는 짜증스러운 경우다. 한편으로는 너무 약한 골반저로 인해 소변이 찔끔찔끔 새어 나오고, 다른 한편으로는 너무 튼튼한 방광 근육으로 인해 갑작스럽게 엄청난 배뇨 충동이 일면서 소변이 밖으로 밀려 나오는 것이다. 축하한다!

일반적으로 증상이 더 심한 쪽부터 치료를 시작한다. 그렇다고 해서 다른 한쪽은 그대로 안고 살아야 한다는 뜻은 아니다. 다만 유감스럽게도 두 가지 요실금을 병행 치료하는 것은 불가능하다.

골반저가 치밀하지 않아 소변이 더 자주 새는 경우, 즉 복압 요실금으로 고통받는 경우에는 복압 요실금 치료에 중점을 둔다. 그게 호전되면 심각하지는 않지만 매우 짜증나는 절박 요실금에 관심을 기울인다. 하지만 유감스럽게도 치료법들이 서로 충돌하는 경우가 있을 수 있다. 너무 튼튼한 방광 근육을 약화시키는 치료는 괄약근에도 영향을 미쳐 복압 요실금에 부정적 결과를 초래한다. 따라서 두 가지 유형이 뒤섞인 요실금의 경우, 경험이 풍부한 의사를 만나는 것이 중요하다. 환자의 많은 인내와 끈기도 필요하다.

## 계속 새어 나오는 오줌 방울, 범람 요실금

범람 요실금 또는 범람 방광은 방광이 넘쳐서 소변이 계속해서 흘러나오는 증상을 말한다. 안타깝게도 범람 방광 환자는 방광을 정상적으로 비울 수 없다. 화장실에서 배출하는 소변의 양이 아주 적기 때문에 항상 잔뇨가 남아 있기 때문이다. 맞다, 그들은 배뇨 장애에 시달린다. 이는 몹시 불쾌감을 줄 뿐만 아니라 아주 위험하다. 잔뇨는 박테리아와 세균의 완벽한 온상이 되어 염증을 유발할 수 있기 때문이다. 범람 요실금의 가장 흔한 원인 중 하나는 전립샘 비대증이다. 따라서 복압 요실금과 달리 범람 요실금을 앓는 사람은 여성보다 남성이 많다.

## 방광은 아무 죄가 없다, 반사 요실금

반사 요실금이란 방광 벽과 뇌, 방광 근육의 센서들 간에 조율이 제대로 이루어지지 않아서 방광이 제멋대로 수축되는 것을 말한다. 절박 요실금과 달리 반사 요실금은 이름에서도 짐작할 수 있듯이 항상 신경학적인 배경을 갖고 있다. 아무튼 예외적으로 방광은 아무 죄가 없다.

## 재미없는 일, 낄낄 웃는 요실금

웃음은 건강의 지표다. 맞는 말이다. 다만, 웃을 때 바지가 젖는다면 사정은 달라진다. 낄낄거리는 요실금은 정확히 이렇게 일어난다. 갑자기 터지는 웃음으로 인해 극도의 방광 압력이 유발되고 배뇨 반사가 억제되어 더 이상 소변을 참을 수 없게 되는 것이다. 내가 아주 좋아하는 글귀 하나가 이 경우에 딱 들어맞는다. 〈너무 웃었더니 가랑이 사이로 눈물이 흘러내리네…….〉 이 유형의 요실금은 매우 드물지만 주로 사춘기 소녀들한테서 발생한다. 얼마나 웃을 일이 많은 나이인가……. 낄낄 웃는 요실금은 절박 요실금의 특수한 형태이기 때문에 치료법 또한 비슷하다.

## 오르가슴 외에 다른 일이 일어날 때, 성교 요실금

지금 침대에서는 모든 일이 순조롭게 진행되고 있다. 본격적인 오르가슴이 눈앞에 다가와 있다. 그리고 마침내 오르가슴에 오른다! 하지만 다른 것도 함께 온다. 당신 몸 아래에 있는 침대 시트가(또는 당신의 섹스 파트너가) 갑자기 축축해진다. 실제로 당신 몸은 이미 푹 젖었다. 일단 진정하고 당황하지 마라. 대략 여성 다섯 명 가운데 하나가 이런 일을 경험한다. 성교 중 절정에 이르러 황홀경에 빠져 있거나 절정에 이르기 직전 성기가 삽입되어 있는 동안에 소변이 새어 나오는 것이다. 솔직히 말해 성교 요실금에 대해 공개적으로 언급할 수 있는 사람은 없다. 〈섹스할 때 나는 때때로 소변이 새어 나와〉라는 말을 할 수 있는 사람이 어디 있겠는가. 여성이 성교할 때 나오는 큰질어귀샘 분비물을 말하는 게 아니다. 파워 리프팅 운동을 할 때처럼 방광에서 소변 비슷한 액체가 찔끔찔끔 배출되는 현상을 말하는 것이다. 그게 성교 요실금과 어떤 연관이 있는지에 대해서는 아직 연구가 더 필요하다. 여성의 수많은 신체 증상처럼 이 또한 수 세기 동안 터부시되었다. 성관계 중에 체액이 한 컵 이상 분비되면 성교 요실금일 가능성이 높다.

성교 요실금은 대부분 골반저가 너무 약하거나 방광 근육이 너무 강하기 때문에 발생한다. 맞다, 이 불행의 원인은 다시 우리가 가장 좋아하는 두 가지 요실금, 즉 절박 요실금과 복압 요실금이다. 삽입이 이루어지는 동안 골반저는 강한 자극을 받고 혈액이 공급된다. 그때 방광이 실수로 배뇨 충동을 못 이기고 소변을 보게 되는 것이다.

그 외에도 성교 시의 특별한 체위가 방광에 강한 압력을 가할 수도 있다. 골반저가 너무 약하면 이때 소변이 밀려나온다. 따라서 당신이 해야 할 첫 번째 과제는 섹스 때 다른 체위를 시도해 보는 것이다. 정기적인 골반저 훈련도 프로그램에 포함시켜야 한다. 그건 성생활과 오르가슴 도달에 도움이 된다. 그렇게 했음에도 증상이 전혀 호전되지 않으면 용기를 내서 의사를 찾아가 상담해 보라.

## 비뇨기과 진료실에서 당신을 기다리고 있는 것, 요실금

먼저 좋은 소식은 의사에게 도움받을 수 있다는 사실이다. 그러니 젖은 속옷과 기저귀, 또는 요실금에 대한 끊임없는 두려움과 싸우며 평생을 보낼 필요가 없다. 하지만 가장 중요한 단계는 직접 수행해야 한다. 즉, 의사를 찾아가는 것이다. 수치심은 집에 놓아두고 요실금이 어떻게 나타나는지 아주 솔직하게 설명하라. 언제 처음 문제가 발생했는지, 상태가 얼마나 심각한지, 어떤 상황에서 더 좋아지고 나빠지는지 등을 말이다. 결론적으로 담당 의사는 당신이 지금 어떤 요실금을 겪고 있는지 알아야 한다.

그 후 진행되는 검사는 실제로 방광 기능 장애 검사와 동일하다. 먼저 소변 검사를 통해 감염 여부를 확인한다. 이어서 성기 검사를 통해 골반저의 강도 및 탈출 여부를 테스트한다. 그런 다음 초음파를 사용해 방광과 신장을 포함한 요로 전체를 더욱 자세히 들여다본다. 우리가 사랑하는 배뇨 일지도 다시 등장한다. 수분을 얼마나 섭취했는지, 언제 화장실에 다녀왔는지, 배뇨량은 얼마인지, 그리고 가장 중요한 사항인 제시간에 볼일을 봤는지 등을 정확히 기록한다. 그걸 통해 의사는 물론이고 당신 자신도 요실금이 현재 어느 정도 심각한지 알 수 있다. 브러시로 요도를 긁어내는 검사를 통해 현재 요도가 어떤 상태인지, 혹시 에스트로겐 부족으로 요실금이 발생한 게 아닌지 등을 판단할 수 있다. 약간 따끔거리고 긁히는 것 같은 느낌은 있지만 금세 사라질 것이다.

**실제 새어 나오는 소변량이 얼마나 되는가? 시범 테스트**

이건 갑작스러운 배뇨로부터 자신을 보호하기 위해 착용하는 패드와 관련된 테스트다. 정해진 시간 동안 누출된 소변량이 정확히 얼마인지 알아내기 위해 더 자세히 검사하는 것이다. 먼저 뽀송뽀송한 패드의 무게를 측정한다. 그다음은 당신 차례다. 패드를 착용한 뒤 엄격한 지침에 따라 행동한다. 즉 많이 마시고, 많이 움직이고, 기침하고, 뛴다. 그동안 패드를 교체하면 안 된다. 두 시간 후 패드의 무게를 다시 측정한다. 무게의 차이가 이 시간 동안 새어 나온 소변량이 얼마인지 정확히 알려 준다.

복압 요실금이 의심스럽다면 스트레스 테스트를 통해 확인할 수 있다. 걱정할 필요 없다. 이름만 들으면 꽤나 힘든 테스트 같지만 그냥 검사대에 옆으로 누워 지시에 따라 기침을 하면 된다. 불수의적으로 소변이 검사대 위에 새어 나오면 결과가 양성이다. 복압 요실금이 발생했다는 뜻이다.

의사는 요실금의 원인을 규명하고 평가하기 위해 요

역동학 검사로 방광을 더욱 자세히 살펴본다. 이를 통해 방광의 민감도, 근력, 방광의 부피에 대해 자세한 통찰력을 얻을 수 있다. 카테터를 통해 따뜻한 식염수 용액을 채운 뒤 전극을 이용해 배뇨 충동은 언제 생기는지, 또 그 충동이 얼마나 강한지 측정한다.

## 요실금의 심각도 레벨 4단계

불수의적으로 소변을 지리는 것은 분명 안 좋은 일이다. 하지만 이 경우에도 증상의 심각도는 차이가 있다. 일반적으로 요실금은 심각성 정도에 따라 4단계로 나눈다. 단계에 따라 일상생활에 어느 정도 제약이 있는지, 또 어떤 치료를 받아야 하는지가 결정된다.

1단계: 가장 경미한 수준의 요실금으로, 몇 방울 또는 소량의 소변을 불수의적으로 흘리는 것을 의미한다. 변기가 아니라 속옷으로 새어 나가는 소변량이 일반적으로 40~300밀리리터를 넘지 않는다. 이 정도만 해도 몹시 짜증 나는 일이지만 상황이 더 나쁠 수도 있다.

2단계: 중간 정도 요실금으로, 소변이 더 많이 새어 나오고 심지어 밤에도 소변을 지린다. 누출되는 소변량은 하루에 300~1,000밀리리터 정도이므로 이때는 흡수성이 아주 좋은 패드를 사용할 수 있다.

3단계: 심각도가 3단계로 올라가면 패드 사용이 불가능해진다. 그때는 낮에는 물론이고 밤에도 방광이 불수의적으로 자신을 완전히 비운다. 이 단계에서 누출되는 소변량은 하루에 1,000~2,400밀리리터에 이른다.

4단계: 요실금 최악의 단계로, 환자 스스로 더 이상 방광을 조절할 수 없어 소변이 그냥 줄줄 새어 나온다. 심각도가 3, 4단계에 이르면 더 이상 집 밖으로 나갈 수 없으며, 외출 시 기저귀를 착용해야 한다.

### ⚠ 요실금 환자를 위한 몇 가지 팁

- 두려워하지 말고 문제를 공개적이고 솔직하게 털어놓아라. 당신 혼자만 이런 상황에 처한 게 아니다. 믿을 수 있는 의사를 찾는 게 정말 중요하다.
- 외출 시 항상 장비를 잘 갖추어라. 레깅스, 양말, 플랫 슈즈 같은 가벼운 신발을 가방에 갖고 다녀야 한다. 혹시 화장실에 갈 수 없을 경우 재빨리 옷을 갈아입을 수 있다.
- 갈아입을 옷을 가져가고 싶지 않거나 가져갈 수 없는 경우, 짧은 바이커 재킷보다 롱 코트를 선택하라. 그럼 집으로 가는 길에 발생한 사고를 숨길 수 있다.
- 앞으로 가게 될 지역에 대해 사전에 정보를 찾아보라. 가장 가까운 화장실은 어디 있는지, 그곳까지 쉽게 갈 수 있는지, 거기서 오래 기다려야 하는지.
- 흡수성이 좋은 패드나 기저귀를 차는 것을 부끄러워하지

마라.
- 검정색이나 어두운색 바지는 젖은 얼룩이 사람들 눈에 잘 띄지 않는다.
- 오랫동안 화장실에 갈 수 없는 상황일 경우 음료수를 적당히 마셔라.
- 커피나 아스파라거스 등 이뇨 작용이 있는 식품을 철저히 피하고 대체 식품을 찾아보라.
- 소변볼 수 있는 기회가 올 때마다 적극 활용하라. 방금 전에 방광을 비웠다는 것, 그러니 5분 후에 다시 소변이 마렵지는 않을 것이라는 사실을 알고 있으면 마음이 편해진다.
- 강한 배뇨 충동을 느낄 때는 제일 가까운 화장실에 갈 때까지 시간을 벌기 위해 무릎을 꿇거나 앉는 등의 방법을 활용하라(자세한 것은 136쪽 참조).
- 요실금의 종류를 불문하고 골반저 훈련은 항상 옳다. 아랫도리의 보안이 철저할수록 더 좋은 법이다.
- 어떤 치료법으로도 효과를 보지 못했을 경우 덤불이나 담장 뒤에서 소변보는 것을 부끄러워하지 마라. 남자들은 늘 그런 식으로 해왔다. 이때 만약의 경우를 대비해 보조 수단으로 서서 소변볼 수 있는 실리콘 소변기 같은 제품을 사용해도 된다. 사람들의 시선이 두려운가? 그럼 어느 쪽이 더 괴로울지 생각해 보라. 당신을 쳐다봐도 5초 후면 잊어버릴 사람들인가, 아니면 젖은 바지 때문에 망쳐 버린 하루인가?
- 자기 자신이나 방광, 또는 괄약근에 너무 엄격하지 마라. 당

> 신은 지금 할 수 있는 한 최선을 다하고 있다. 자신의 몸을 부끄러워하는 것은 이제 그만!

## 잠에서 깨어나 보니 침대가 젖어 있다면, 야뇨증

어린 시절 가끔 침대에 오줌을 쌌을 때 짜증 나는 일이긴 해도(시트를 새로 갈아야 하는 사람은 결국 부모님이다) 세상이 무너지는 사건은 아니었다. 일반적으로 성장하면서 그런 일은 점차 사라진다. 하지만 성인이 되었는데도 그런 일이 일어났다고 상상해 보라. 보통은 시끄러운 알람이나 휴대 전화 벨 소리에 잠을 깨는데, 야뇨증에 걸린 사람은 축축해진 잠자리에서 잠을 깬다. 침대를 적시는 것은 대부분 어린아이들이지만 방광 기능 장애는 오로지 성인한테만 나타나는 증상으로 당사자와 그 가족에게 엄청난 고통을 안겨 준다.

야뇨증의 발병 원인은 다양하다. 하지만 사람들 대부분은 그것을 마음속 서랍에 꽁꽁 숨겨 놓는다. 침대를 적시는 사람은 자신의 문제를 누구한테도 털어놓을 수 없고 방광 때문에 잠을 이룰 수도 없다. 물론 야뇨증은 마음과 몸, 양쪽 모두에 원인이 있을 수 있다. 하지만 밤에 오줌을 싸는 데에는 몇 가지 신체적 이유가 존재한다. 하나는 항이뇨 호르몬인 ADH가 너무 적게 생성되는 바람에 단지 밤에 더 많은 소변이 생산되었을 경우다. 알코올을 섭취한 경우에도 ADH 생성이 억제되고, 그로 인해 더 자주 화장실에 가야 한다는 사실을 기억하라.

또한 의사들에 따르면, 방광 근육과 신경 사이의 상호 작용이 원활하지 않을 경우에도 소변 저장과 소변 배출이 순조롭게 진행되지 않는다. 잠에 너무 깊이 빠지는 바람에 방광이 가득 차 비워야 할 때가 되었다는 것을 놓치는 경우도 있다. 그럴 경우에는 반드시 수면 실험실에 들러 문제를 명확히 규명해야 한다. 하지만 요도 협착이나 방광 결석 같은 우리의 오랜 친구가 숨은 원인일 수도 있다.

야뇨증을 앓는 사람은 이것을 부끄러워하거나 숨기지 말고 문제를 의학적으로 명확히 규명해야 한다. 물론 말이 쉽지 실천에 옮기기는 몹시 어렵다는 거, 나도 안다. 그렇더라도 자신의 몸에서 일어나는 온갖 이상한 일들을 받아들이고 전문가의 도움을 받도록 하라. 일반적으로 전문가는 그런 문제를 매우 잘 해결할 수 있다.

## 현관문 앞 현상, 열쇠 요실금, 마지막 순간 요실금 또는 귀가 요실금

다음과 같은 경험을 한 번도 해본 적이 없는 사람 있으면 어디 손 한번 들어 보라. 집에 가는 길인데 방광에 압박을 느긴다. 현관 앞에 도착해 열쇠를 찾기 위해 (아주 큰) 가방 속을 뒤적거린다. 갑자기 엄청난 배뇨 충동이 솟구치면서 금방이라도 실수할 것 같은 느낌이 든다. 결국 목적지에 도착하기 직전에 소변이 흘러나온다. 황당한 일이 벌어졌다. 실제로 속옷을 적시고 말았다.

비뇨기과 전문의는 이런 사례를 종종 접하지만 이를 표현하는 용어는 없다. 어떤 이들은 이를 현관문 앞 현상이나 열쇠 요실금이라 부른다. 또 누군가는 마지막 순간 요실금 또는 귀가 요실금이라 부른다. 어떤 이름으로 부르던 간에 불쾌하고 짜증 나고 부담스러운 일이 분명하다. 왜 이런 일이 생기는 걸까? 2분 안에 소변을 볼 수 있다는 사실을 분명히 알 텐데 방광이 갑자기 미친 짓을 하는 이유는 뭘까?

이런 현상은 한편으로는 장시간 밖에서 이동하느라 방광을 비울 기회가 없었을 때 발생하는 압박과 긴장 때문으로 설명할 수 있다. 시험 보는 상황과 유사하다. 가장 부적절한 순간에 신경계가 방광을 활성화시키는 것이다.

하지만 다른 한편으로는 파블로프의 고전적 조건 반사 이론으로도 설명할 수 있다. 잠시 초기 행동 연구의 세계로 짧은 여행을 떠나 보자. 이반 파블로프는 행동 패턴이나 반사 신경 등과 관련해 광범위한 실험을 진행한 러시아의 의사이자 생리학자였다. 그의 가장 유명한 연구 대상은 파블로프의 개다. 파블로프는 이 실험 과정에서 개가 먹이를 먹기 시작한 다음 비로소 침을 흘리는 것이 아니라 먹이가 가득 들어 있는 그릇을 보자마자 벌써 입에 침이 고이기 시작하는 것을 목격했다. 이 장면을 포착한 파블로프는 그 사실을 입증하기 위해 개에게 먹이를 줄 때마다 종을 울렸다. 일정 기간이 지난 다음 무슨 일이 벌어졌을지 예상해 보라. 맞다, 먹이 없이 종만 울렸는데도 종소리를 듣자마자 개들의 입에서 침이 흐르기 시작했다. 파블로프는 이 상황을 조건 자극 이론으로 설명했다. 부자연스러운 자극을 학습함으로써 개들은 다시 새로운 조건에 반응하게 되었다는 것이다. 침을 흘리는 행동 말이다. 왜냐하면 개들은 새로운 자극을 긍정적인 기대, 즉 음식과 연결시켰기 때문이다.

대체 이 모든 게 방광, 그리고 현관문 코앞에서 솟구친 배뇨 충동과 무슨 관련이 있느냐고?

현관문 바로 앞에 설 때마다 방광이 활성화되는 사람은 파블로프의 개와 똑같이 행동한다. 이를테면 이 경우에는 방광이 침을 흘리는 격이다. 현관문이 열리기 무섭게 계속 화장실로 직행하다 보면 시간이 지남에 따라 조건 자극이 생긴다. 현관문 앞에 다가설 때마다, 또는 열쇠를 찾아 가방 속을 뒤적거릴 때마다 그게 자극이 되어 학습된 반사 행위가 일어나는 것이다. 다급하게 소변을 배출하는 것 말이다.

하지만 학습된 행동 패턴이라는 게 무엇인가? 그건 학습될 수 있는 것처럼 다시 버릴 수도 있다. 파블로프는 그것을 소거 또는 삭제라고 불렀다. 소거는 기존의 자극과 더불어 뭔가 추가적인 것, 즉 새로운 것이 학습될 때 발생한다. 지금까지 있던 자극이 다른 자극에 덧씌워져 효력이 사라지는 것이다.

이 말은 현관문 앞에서 방광이 활성화되더라도 곧바로 화장실로 직행하지 말라는 뜻이다. 일단 부엌이나 침실로 먼저 가라. 장기적으로 조건화된 충동을 교정하기 위해서다. 유감스럽게도 현관문 앞 요실금의 경우 배뇨 충동에 즉각 굴복하지 않는 것이 중요하다. 이때 화장실 훈련이 실제로 도움이 된다. 화장실 가는 것을 조금씩 늦추고 배뇨 일지에 다양한 시간을 기록하는 것이다. 배뇨 충동을 참는 데 어려움이 있을 경우 136~141쪽에 나온 팁들을 참고하라. 외출 중 발생한 배뇨 충동을 참는 데 유용한 팁들이다.

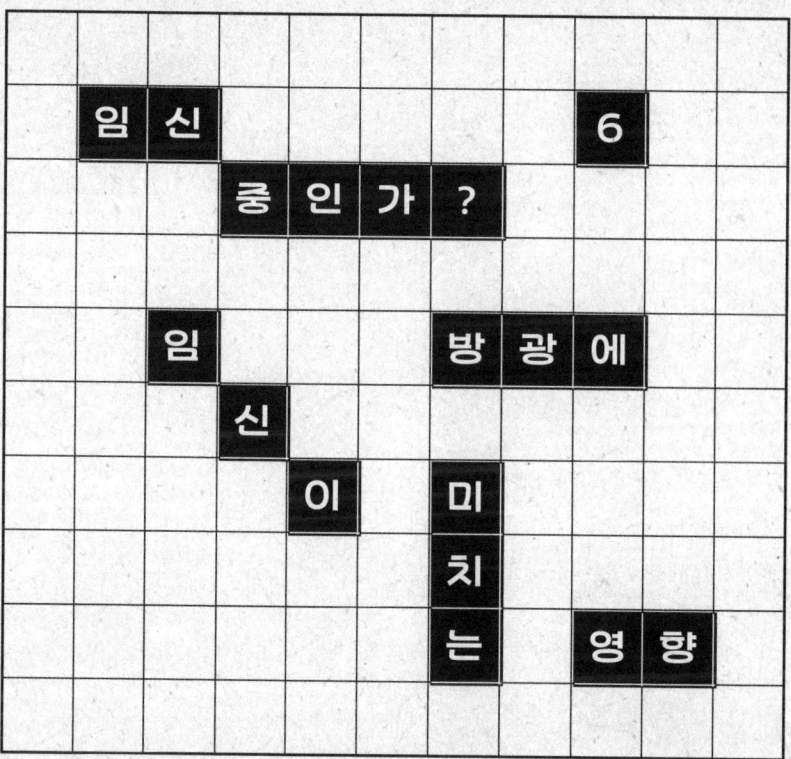

임신

임신 중인가?

6

방광에 임신이 미치는 영향

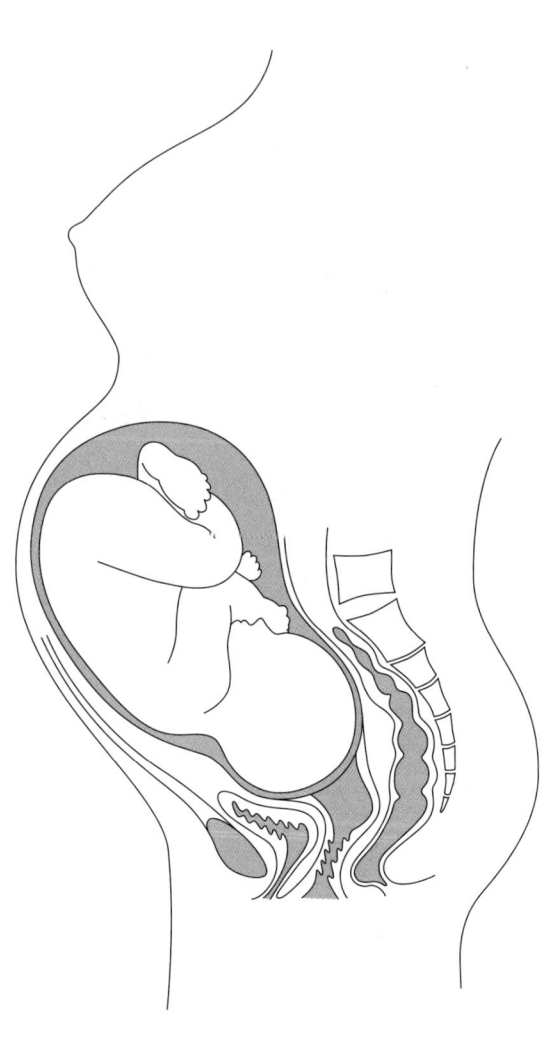

당신의 뱃속에 작은 생명체가 편안하게 자리 잡았다. 그 존재는 일단 자리를 잡으면 들키지 않도록 가만히 숨어 지낸다. 하지만 시간이 지나면 생명체는 계속 커질 테고 더 많은 공간이 필요해진다. 앞으로 9개월 동안 새로운 동거인과 뱃속 공간을 공유해야 한다는 사실에 대해 방광은 실제로 어떻게 느낄까?

임신을 하게 되면 호르몬들이 커다란 베이비 샤워 파티를 연다. 이때 파티가 지루해지지 않도록 또 다른 손님들을 초대한다. 그로 인해 몸 안에서 호르몬 양이 급격히 증가한다. 이 파티의 주요 손님으로는 에스트로겐(소포 호르몬), 프로게스테론(황체 호르몬), HCG 호르몬(인간 융모성 생식샘 자극 호르몬), 그리고 애정 호르몬인 옥시토신(자궁 수축 호르몬)이 있다. 이들 호르몬은 전체적으로 우리 몸이 임신과 출산에 완벽한 장소가 될 수 있도록 만들어 준다. 기본적으로 우리 몸을 아기한테 적합하도록 완전히 바꿔 버리는 것이다. 배아는 이곳에서 편안함을 느끼며 훌륭하게 성장할 수 있어야 한다. 자궁 내막은 수정된 난자의 착상을 위한 준비를 하고, 조직은 아기가 아무런 방해 없이 성장할 수 있을 만큼 느슨해지고, 유방은 젖을 생산하는 기관으로서의 기능을 수행해야 한다.

이 베이비 샤워 파티에 방광도 참석한다. 소위 방광 삼각*이라 부르는 방광 점막 하부에 임신에 적합하게 생성된 세포에 영향을 미치는 수많은 수용체가 만들어지는 것이다. 수용체라고? 방광에는 이미 수용체가 있잖아? 맞다, 방광에는 이미 소변의 압력을 측정하고 전달하는 수용체가 존재한다. 그런데 방광 아래쪽에 새로운 수용체가 추가되면서 그 공간이 정말 비좁고 혼란스러워지는 것이다. 그로 인해 방광이 과도하게 자극되기 때문에 임신부는 처음부터 자주 화장실에 가야 하는 것이다.

또한 임신 중에는 장기에 혈류 공급이 더 원활해진다. 혈류가 원활하게 공급되면 어떻게 될까? 맞다, 장기들이 최고의 성능을 발휘한다. 신장은 더 많은 소변을 생산하게 되고, 그로 인해 방광은 더 자주 비워 줘야 한다. 물론 처음에는 상당히 귀찮고 피곤한 일이지만 좋은 점도 있다. 방광이 항상 깨끗하게 세척되는 덕분에 방광염을 유발할 수 있는 박테리아 등의 공격자로부터 방광을 보호해 준다. 따라서

* 방광 안에서 좌우 요관이 열리는 구멍들과 요도가 시작하는 구멍 사이에 이루어지는 삼각형의 부분.

임신부는 너무 오랫동안 소변을 참지 말고 늘 흔쾌히 화장실로 가야 한다.

그리고 보통 임신 중에는 수분을 더 많이 섭취한다. 뱃속 태아는 그 어떤 것도 결핍되어서는 안 된다. 태아는 임신 27주 차부터 방광과 공간을 두고 경쟁을 벌이는데, 그 과정에서 장기들이 이동하고 태아가 방광을 짓누르게 된다. 공간이 줄어든 방광은 최대의 용적으로 늘어날 수도 없고, 방광을 소변으로 가득 채울 수도 없다. 그 결과 더 자주 방광을 비우는 수밖에 없다. 하지만 방광은 일시적인 동거인을 요령 있게 피할 만큼 영리하고 유연하다.

> ⚠ **임신 중에 화장실을 더 자주 가야 하는 이유**
> - 호르몬의 증가가 방광에 〈과도한 부담〉을 준다.
> - 신장과 방광에 혈액이 더 원활하게 공급된다.
> - 수분을 더 많이 섭취한다.
> - 임신 27주 차부터 태아가 방광을 짓누른다.

## 임신 중 요실금

임신 중에 어떤 문제가 발생하더라도 걱정하지 마라. 임신부들 가운데 상당수가 방광 약화나 요실금을 겪는다. 이는 호르몬으로 인해 방광과 요관뿐 아니라 골반저도 더 부드럽고 느슨해지기 때문이다. 출산을 위해서는 당연히 골반저가 최대한 부드럽고 느슨해져야 한다. 하지만 소변을 충분히 지탱할 수 있을 만큼 골반저를 강화시키는 별도의 훈련을 할 수 있다. 골반저근을 잠시 긴장시킨 후 자세를 유지하다가 다시 적극적으로 이완시키는 방식이다. 연습을 강화하기 위해 훈련에 호흡법을 결합할 수 있다. 숨을 내쉴 때 긴장하고 숨을 들이쉴 때 긴장을 푼다. 이 연습은 의욕과 시간만 있으면 자주, 그리고 오래 할 수 있다. 지하철에서도, 소파 위에서도, 양치할 때도 가능하다. 이때 중요한 것은 호흡을 참지 말고 복부와 엉덩이의 근육을 이완시키는 것이다. 외출했을 때 혹시 바지를 적시게 되지 않을까 불안하면 생리대나 팬티 라이너를 사용할 수 있다. 흡수력이 좋은 패드는 다량의 음료수를 마셔도 곤란한 상황으로부터 당신을 보호해 줄 것이다.

## 임신 중에 배뇨 충동을 억제하는 법

배뇨 충동은 방광을 씻어 내는 데 아주 중요하다. 이렇듯 모든 것에는 다 이유가 있는 법이다. 하지만 음료를 선택할 때는 조심해야 한다. 예를 들어, 커피나 홍차, 녹차처럼 이뇨 작용이 있는 음료는 피해야 한다. 임신 중에는 되도록 카페인이 함유된 음료를 피해야 한다는 것은 상식이니 다들 알 것이다. 게다가 당신의 방광이 이뇨 식품에 민감하게 반응한다면 이뇨 작용이 심한 아스파라거스 같은 식품은 멀리하는 것이 좋다. 그리고 임신 중에는 골반저에 너무 많은 부담이 가지 않도록 조심해야 한다. 골반저는 이미 뱃속에 있는 새로운 손님과 인연을 맺고 있으므로 이제 속보로 오래 걷기, 무거운 짐 들어 올리기, 격렬한 스트레칭 등은 피해야 한다. 반면에 똑바로 서 있는 자세는 골반저에 도움이 된다. 등을 구부정하게 숙이지 않도록 주의하라. 또한 긴장과 이완을 반복하면서 골반저근을 단련하는 것도 좋다. 이때 호흡도 도움이 될 수 있다. 물건 들어 올리기나 자리에서 일어서기를 하기 전에는 숨을 내쉬는 동시에 긴장하는 방식으로 골반저를 〈활성화〉하라.

> ⚠️ **임신 중 배뇨 충동 대처 요령**
> - 커피, 홍차 등 방광을 자극하는 음료는 피한다.
> - 아스파라거스 등 이뇨 작용이 있는 식품을 피한다.
> - 불안한 마음이 들면 즉시 의사와 상담한다.
> - 강화와 예방을 위해 가벼운 골반저 훈련을 한다.
> - 필요한 경우 팬티 라이너나 패드를 사용한다.
> - 똑바르고 건강한 자세를 유지한다.
> - 무리한 활동은 피한다.

## 임신 중 방광염

임신 중에는 방광염에 걸릴 확률이 매우 높아진다. 근육을 이완시키고 방광 벽을 부드럽게 만들며 요관을 확장시키는 임신 호르몬, 프로게스테론 때문이다. 박테리아를 위한 진짜 파티가 열리는 것이다. 따라서 소변 및 배뇨 방식에 어떤 변화가 있는지 주의 깊게 살펴보아야 한다. 알다시피 배뇨 직전이나 배뇨 중에 통증이 있을 수 있고 소변에 피가 섞여 나올 수도 있다. 또한 방광염에 걸리면 반드시 의사한테 진찰받아야 한다. 박테리아가 더 위쪽으로 이동해 신장과 골반을 감염시킬 경우 조산의 위험이 있을 수 있고 심한 경우 유산될 수도 있다. 방광염에 걸렸을 경우 의사는 소변 배양을 통해 어떤 박테리아가 당신의 방광에 대량으로 서식하는지 찾아낸다. 임신 중에는 모든 항생제를 사용할 수 있는 게 아니므로 반드시 위험 요소나 부작용에 대해 의사와 상담한 후 가능한 대안을 모색해야 한다.

## 아기를 낳은 다음에는 무슨 일이? 출산 이후의 방광

당신은 이제 출산을 통해 새 생명을 세상에 내보냈다! 축하한다! 기쁜 일이 아닐 수 없다! 출산의 고통을 극복한 당신은 퇴원을 허락받고 갓난아이와 함께 병원을 떠난다. 그런데 다시 서서히 일상생활로 복귀한 당신은 방광이, 즉 아래쪽이 완전히 닫혀 있지 않다는 것을 깨닫고 화들짝 놀란다. 방광에서 신호가 오기 무섭게 몇 초도 안 돼 소변이 저절로 흘러나온다. 기침을 할 때, 심지어 웃을 때에도 예기치 않게 소변이 속옷을 적신다. 소변 누출이 단지 몇 방울에 그칠 수도 있고, 방광 전체를 다 비울 때도 있다. 도대체⋯⋯ 이게 무슨 일이지?

이제 막 엄마가 된 여성들이여, 진정하라. 출산 후 소변 누출을 경험하는 것은 그리 드문 일이 아니다. 심지어 완전한 요실금을 겪을 때도 많다.

전체 여성의 20~30퍼센트는 출산 후 요실금을 겪는다. 3~5퍼센트는 심지어 변실금까지 겪는다. 그게 바로 출산의 직접적인 결과다. 임신 중에는 골반저가 느슨해질 뿐 아니라 호르몬으로 인해 탄력도 생기고 부드러워진다. 그 덕분에 자연 분만이 산모와 아기 모두에게 최대한 통증 없이 신속하게 이루어질 수 있다. 물론 그 후 모든 게 다시 원래 상태로 되돌아오기까지는 시간이 걸린다. 일부 여성은 골반저근이 이완되거나 과도하게 늘어나기도 한다(태아가 유난히 크거나 출산 과정이 길고 복잡했을 경우). 그럴 경우에는 방광의 폐쇄 메커니즘이 약화돼 더 이상 소변을 제대로 보관할 수 없게 된다. 웃음을 터뜨리거나 기침할 때, 또는 무거운 것을 들어 올릴 때 소변이 새는 경우를 복압 요실금이라 한다. 이러한 전형적인 요실금은 회복 훈련과 골반저 훈련을 통해 다른 요실금보다 비교적 쉽고 빠르게 해결할 수 있으므로 어느 정도 시간이 지나면 다시 아무 걱정 없이 외출할 수 있다. 제일 친한 친구가 아무리 웃긴 이야기를 하더라도 상관없다.

### 골반저 훈련이 도움이 되는 이유

골반저를 다시 강화하고 혈액을 원활하게 공급하려면 목표를 설정한 뒤 올바른 방법으로 — 이것이 아주 중요하다

─ 연습하는 것이 중요하다. 가입 보험사에서 비용을 지급해 주는 출산 후 회복 프로그램에 참여하면 물리 치료사가 정확한 훈련법을 알려 줄 것이다. 우선, 자신의 골반저를 제대로 인식하는 것이 중요하다. 골반저의 위치가 정확히 어디인지, 또 그걸 어떻게 느끼고 어떻게 활성화할 수 있을지를 생각한다. 탐폰 모양의 작은 측정 기구를 질 안에 삽입해 골반저근의 활동을 측정하는 장치를 통해 골반저를 인식할 수도 있다. 이 장치에 불이 들어오면 긴장감과 함께 그게 실제로 자신에게 적합한지 여부를 알게 된다. 그리고 목표로 삼은 근육을 제대로 제어하면 빛이나 소리로 신호를 보낸다. 이 장치는 개인 트레이너의 역할을 수행할 뿐만 아니라 훈련을 어떤 강도와 어떤 속도로 수행해야 하는지에 대한 정확한 지침을 제공해 줄 수 있다. 정말 근사하지 않은가.

장비를 이용한 골반저 훈련에 익숙해지면 질에 특수 기구를 삽입해 훈련에 도움을 받을 수도 있다. 이것은 작은 원뿔 모양의 기구인데, 몸에 삽입하면 일정 시간 동안 골반저에 의해 질 속에 무의식적으로 고정되어 있다. 원뿔의 무게는 다양하며, 처음에는 가벼운 무게에서 시작해 점차 무게를 늘려 갈 수 있다. 가장 무거운 원뿔을 삽입하고 다녀도 아무 문제가 없다면 훈련으로 골반저근이 튼튼해져 이제 방광이 소변을 담고 있는 데 아무 지장이 없다는 뜻이다. 확인해 보라!

당신과 당신의 골반저근에 어떤 운동이 제일 적합한지

는 물리 치료사나 의사와 상의하는 게 좋다. 골반저 훈련은 다양한 형태로 변형해 시행할 수 있다. 서서 하기, 누워서 하기, 앉아서 하기, 물구나무서서 하기 등 형태에는 거의 제한이 없다. 하지만 잊지 말아야 할 것은 바로 호흡이다. 운동 중 호흡을 제대로 하지 않으면 골반저근이 제대로 수축과 이완을 반복하지 못한다. 실제로 운동 중에는 골반저만 사용하고 엉덩이와 배는 느슨하게 이완해야 한다.

요가와 필라테스, 단전 호흡, 편안한 수영도 골반저 강화와 출산 후 회복에 좋다. 최대한 스트레스를 피하면서 부드럽게 코어를 강화해야 한다. 그리고 제발 부탁인데, 과도한 훈련은 삼가라. 자신의 몸에 너무 많은 것을 기대하면 안 된다. 당신은 출산이라는 힘든 과정을 거쳐 엄마가 되었으니 이제 자신에게 좀 너그러워져도 된다.

|   |   |   |   |   |   |   |   |   |   |   |
|---|---|---|---|---|---|---|---|---|---|---|
|   |   |   |   | 방 | 광 | 을 |   |   | 7 |   |
|   | 건 |   |   |   |   |   |   |   |   |   |
|   |   | 강 |   |   |   |   |   |   |   |   |
|   |   |   | 하 |   |   |   |   | 지 |   |   |
|   |   |   |   | 게 |   |   |   | 키 |   |   |
|   |   |   |   |   |   |   |   | 는 |   |   |
|   |   |   |   |   |   |   |   |   |   |   |
|   |   |   |   | 방 | 법 |   |   |   |   |   |
|   |   |   |   |   |   |   |   |   |   |   |

방광은 정말 엄청난 워커홀릭이다. 안 그런가? 이제 방광에게 그가 마땅히 받아야 할 감사 인사를 전해야 할 때라고 생각한다. 착한 방광은 그럴 자격이 충분하다. 몸 안에서 방광이 편안함을 느낄 수 있도록 방광을 지원하고 방광에 즐거움을 줄 수 있는 방법 몇 가지를 소개하겠다.

## 충분한 수분 섭취

이 이야기는 이미 귀가 따갑게 들었을 거라 생각한다. 방광에 줄 수 있는 가장 큰 선물은 바로 충분한 수분 섭취다. 방광을 건강하게 유지하려면 항상 잘 씻어 내야 한다. 이는 박테리아나 세균이 방광 벽에 쉽게 들러붙는 것을 막아 자극이나 염증으로부터 방광을 보호한다. 매일 1.5~2리터 정도의 수분을 섭취해야 한다. 이미 짐작했겠지만 커피나 콜라를 마시라는 말이 아니다. 물이나 건강 차가 방광에 특히 좋다. 생수가 너무 심심하다면 과일과 함께 수분을 〈주입할〉 수도 있다. 일단 좋아하는 과일을 잘게 썰어 생수에 담근다. 10분쯤 지나면 물에서 놀랄 만큼 상큼한 과일 향이 날 것이다. 요즘 내가 가장 좋아하는 음료는 오이 담근 생수다. 정말 맛도 좋고 신선할 뿐 아니라 건강에도 좋다.

    책상 컴퓨터 옆에 멋진 물병을 놓아두고 적당한 간격

으로 물을 마시는 것도 도움이 된다. 아니면 이걸 게임처럼 할 수도 있다. 물병을 다 비우기 전에는 절대 책상을 떠날 수 없는 게임. 앞으로 당신은 절대 물을 적게 마시는 일이 없을 거라고 장담할 수 있나? 수분을 많이 섭취해야 할 사람들을 위해 개발된 특별한 앱들이 있으니 휴대폰에 다운로드해 사용할 수 있다. 예를 들면 일정한 간격으로 물 마실 시간을 알려 주는 앱 말이다.

또한 방광염으로 자주 고생하거나 과민성 방광 때문에 짜증이 난다면 식단에 이뇨 작용이 있는 다양한 차를 포함시키는 게 좋다. 차는 방광을 아주 잘 씻어 낼 뿐만 아니라 염증을 억제하거나 진정시키는 효과도 있다. 한마디로 스트레스를 받은 방광이 원하는 모든 것이 가능하다. 약국이나 건강 식품점에서 방광과 신장에 좋은 차를 구할 수 있다. 거기 가면 문제 있는 방광에 가장 좋은 차가 뭔지 조언해 줄 것이다. 전문가들이나 차 만드는 것이 취미인 사람은 재료를 구매해 집에서 직접 차를 조제할 수도 있다.

## 완전히 편안한 자세로 변기에 앉을 것

앞에서 언급했듯이 변기에 앉는 자세가 골반저와 방광에 중요하다. 원칙적으로 압박하지 말고, 소변이 자연스레 흘러나오게 하고, 방광에 남아 있을 권리가 없는 것은 남김없이 싹 다 배출해야 한다. 소변 배출은 경주가 아니다. 그러니 필요한 만큼 충분히 시간을 사용하라. 소변을 빨리 배출하려 애쓰지 말고, 복부 근육으로 압박을 가하는 것도 금물이다.

이 원칙은 대변에도 적용된다. 변비에 자주 걸리고 그때마다 압박을 가해야 한다면 장기적으로 골반저가 손상될 수 있다. 화장실에서 모든 일이 순조롭게 진행되도록 하려면 당신의 식습관을 더욱 정확히 돌아보고 영양사와 상담해 보는 것이 좋다.

방광이 하는 모든 일은 높은 평가를 받아야 한다. 화장실에 가는 것은 절대 빨리 처리해야 할 귀찮고 사소한 일이 아니다. 방광이 당신의 좋은 친구가 되어 주고 잘 작동하는 것에 대해 시간을 갖고 감사하라. 이건 늘 당연하게 주어지는 것이 아니다.

## 균형 잡힌 건강한 식단

음식물을 통해 방광을 건강하게 만들 수도 있다. 비타민과 미네랄은 특히 전반적인 신체 저항력을 강화해 준다. 알다시피 좋은 면역 체계는 감염과 질병을 막는 최선의 방책이다. 따라서 매일 식단에 채소와 과일이 많이 포함되어야 한다. 특히 호박. 더 구체적으로 말하면 호박씨는 방광을 진정시키는 효과가 있다. 약국에서 호박씨 추출물 영양제를 구매해 먹거나 호박씨를 그냥 먹어 보라. 호박씨는 맛도 좋다.

    방광이 민감한 사람은 감귤이나 파인애플처럼 산도 높은 식품은 피해야 한다. 이들은 방광을 더욱 자극할 수 있다. 일반적으로 어떤 음식이 자신의 몸에 좋은지(물론 맛도 좋은지) 주의 깊게 살펴보라. 섭취한 음식이 소화는 잘되는지, 변비나 헛배 부름 같은 증상을 유발하지는 않는지 유의하라. 배변 시 변이 안 나와 강하게 압박해야 한다면 반드시 원인을 찾아야 한다. 장에 변이 쌓이는 일이 잦으면 방광과 방광 기능에 부정적인 영향을 미칠 수 있다. 직장에 변이 꽉 차서 팽창했을 경우 당연히 방광을 압박한다. 따라서 복부 뒤쪽에 문제가 있다는 것을 인지하면 겁먹지 말고 의사를 찾아 진료를 받아 보라.

## 올바른 옷차림

어디 보자. 지금 내가 아래쪽에 뭘 입고 있지? 아니, 겁먹지 마라. 이건 외설적인 질문이 아니다. 음부와 방광에 이건 정말 중요한 일이다. 만약 음부와 방광이 당신을 따라 속옷 가게에 간다면 쇼핑백에는 아마 헐렁한 면 팬티만 들어 있을 것이다. 합성 섬유 재질의 너무 꼭 끼는 속옷은 질과 요도 입구의 부드러운 조직을 자극해 달갑지 않은 감염을 유발할 수 있다. 당신의 외음부와 방광에 기쁨을 주려면 편안한 면 속옷으로 갈아입도록 하라. 섹시한 끈 팬티를 버릴 필요는 없다. 하지만 날마다 말고 특별한 날에만 입도록 하라. 속옷을 빨 때 세척력이 너무 강하거나 향이 짙은지도 확인해야 한다. 이 또한 자극과 짜증을 유발할 수 있다.

하지만 속옷 이외에도 청바지가 생식기 부위와 방광에 스트레스를 주는 원인이 될 수 있다. 너무 꼭 끼는 청바지는 엄청나게 불편하고 보기에도 안 좋을 뿐 아니라 걸음을 걸을 때 가랑이를 자극하고 생채기를 낸다. 이는 박테리아와 바이러스가 생식기 부위로 침입할 수 있는 완벽한 통로가 된다.

## 발을 따듯하게 유지하기

차가운 발은 소파에서의 아늑한 저녁이나 두 사람의 이불 속 낭만적인 시간을 방해할 뿐 아니라 방광의 삶도 힘들게 만든다. 추위 자체가 방광을 직접적으로 손상하지는 않지만 우리의 면역 체계를 약화시키기 때문이다. 날이 추우면 우리 몸은 불을 약하게 켜서 에너지 사용을 줄인다. 손발에 혈액 공급이 줄어들어 몸이 차가워진다는 뜻이다. 발을 따듯하게 하지 않으면 점막으로 가는 혈류가 줄어들어 우리 몸의 면역 체계가 약해진다. 그럼 박테리아와 세균과 바이러스가 더 쉽게 침입해 방광의 건강을 해칠 수 있다. 이를 막으려면 소파 옆에 굵은 실로 짠 포근한 털양말을 숨겨 두면 된다. 아니면 발등에 온열 팩을 올려놓을 수도 있다.

가장 좋은 건 따듯한 족욕이다. 특히 물의 온도를 지속적으로 높여 가며 족욕을 하는 것이다. 먼저 약 30도 정도의 따듯한 물을 대야에(또는 욕조에) 받아 발을 담근다. 수온이 약 40도에 이를 때까지 2분마다 뜨거운 물을 추가한다. 수온이 40도에 이르면 이제 15분쯤 그 자리에 앉아서 하체에서부터 온기가 서서히 상체로 올라오는 것을 즐긴다. 장담컨대 기가 막히게 기분이 좋아질 것이다! 정기적으로 족욕을 하면 차가운 발과 예민한 방광은 조만간 옛일이 될 것이다.

## 건강하고 유연한 척추 유지하기

방광을 담당하는 신경은 전부 천골(엉치뼈)과 미골(꼬리뼈)에서 나와 척추를 거쳐 뇌까지 이어진다. 따라서 등을 건강하게 유지하는 것이 아주 중요하다. 알아차리지 못한 작은 상처가 방광에 커다란 영향을 미칠 수 있기 때문에 등 훈련이 몹시 중요하다. 하지만 그보다 더 중요한 것은 올바르게 훈련하는 것이다. 잘못된 운동은 득보다 실이 더 클 수 있다. 확신이 없거나 통증이 있다면 반드시 해당 분야 전문가에게 문의해야 한다.

특히 직업상 하루 종일 자리에 앉아 있는 경우(클럽에 오신 것을 환영한다), 등에 상당히 무리가 간다. 허리가 편안할 수 있도록 책상과 모니터의 위치를 조정하여 등이 굽거나 젖혀지지 않도록 유의하라. 종종 자리에서 일어나 스트레칭을 하고 몇 걸음 걷는 것도 건강에 좋다. 그때 화장실에 다녀오는 것도 괜찮다. 너무 자주 몸을 굽히거나 허리가 접히면 장기가 눌리거나 골반저의 긴장이 줄어들 수 있다. 두 가지 동작 모두 골반저근의 기능과 건강을 해친다. 그러니 여성들이여, 이제부터는 제발 올바른 자세를 유지하도록 하라.

## 음부 관리, 좋지만 지나치면 안 된다

그래, 맞다. 광고나 다양한 여성 잡지에서는 여전히 여성의 음부는 냄새 나는 더러운 기관이므로 청결제를 이용해 깨끗이 관리해야 한다고 우리를 속이려 든다. 하지만 이건 터무니없는 주장이다. 여성의 외음부는 음경과 달리 상당히 깨끗한 기관이며 자체적으로 세정 메커니즘을 가지고 있다. 죽은 피부 각질, 세포, 박테리아 등을 알아서 씻어 낸다는 뜻이다.

매일 속옷에서 발견되는 투명하거나 희끄무레한 분비

물이 바로 그것이다. 이 분비물은 주로 pH값을 산성으로 유지하는 유산균으로 구성되어 있다. 박테리아와 바이러스는 이러한 산성 환경을 전혀 좋아하지 않기 때문에 빨리 사라질 뿐 아니라 증식도 안 된다. 또한 여성의 음부는 점막 표면이 일종의 미끄럼틀 역할을 하여 박테리아나 바이러스가 쉽게 그곳에 정착할 수 없게 만든다.

그런 상황에서 바보처럼 음부를 세척한다면 박테리아와 바이러스의 접근을 막아 주는 중요한 감시 초소도 함께 닦아 내는 셈이다. 그럼 결국 우리의 음부는 사실상 공격에 무방비로 노출될 수밖에 없다. 따라서 음부를 너무 자주 씻으면 안 된다. 씻을 때도 순한 샤워 젤과 미지근한 물을 사용하는 것이 가장 좋다. 음부에만 사용하는 여분의 수건을 정기적으로 갈아 주는 것도 유용하다. 설마 방금 발을 비볐던 수건으로 얼굴을 닦는 사람은 없을 것이다.

## 골반저 훈련

일상에서 맞닥뜨릴 수 있는 그 어떤 상황과 감정 상태에서도 방광을 지탱하기 위한 가장 중요한 요소는 건강하고 튼튼한 골반저다. 골반저가 약해져 더 이상 제대로 기능하지 않을 때 그냥 방치하면 안 된다. 당연히 사후 관리보다는 사전 예방이 더 중요하다. 따라서 일상생활 속에서 늘 골반저 훈련을 함께하는 것이 좋다. 골반저 훈련의 장점은 훈련하거나 이완하기 위해 장비는 물론이고 체육관에 갈 필요가 없다는 점이다. 당신과 당신의 골반저만 있으면 충분하다.

모든 것을 시각적으로 눈앞에 그려 보는 것이 훈련에 도움이 된다. 골반저를 끈에 연결된 팽팽한 천이라고 생각해 보라. 이 끈이 당신의 몸 전체와 연결돼 있는데, 배와 가슴을 지나 머리 위에서 끝난다. 이제 골반저를 팽팽하게 긴장시키면 상상 속에서 이 끈이 당겨지면서 골반저가 올라간다. 다시 긴장을 풀면 정반대의 일이 일어난다. 골반저가 천천히 내려오면서 이완되는 것이다. 더 로맨틱한 상상을 해보자면, 골반저를 피었다 오므리는 섬세한 꽃이라고 상상해 보라. 상상에는 한계가 없는 법이다.

**골반저 훈련과 올바른 호흡법**

골반저를 제대로 훈련하려면 호흡법에 주의를 기울여야 한다. 숨을 들이마시면 가장 중요한 호흡근인 횡격막이 팽창하여 복부 기관과 골반저를 아래로 밀어낸다. 숨을 내쉬면 반대 현상이 발생한다. 즉, 횡격막이 올라가고 골반저근이 수축하면서 장기들이 위쪽으로 움직인다. 그런데 호흡에 반대되는 운동을 하면, 즉 숨을 들이쉴 때 골반저를 당기면 근육이 강하게 수축되는 바람에 이완하기가 더 어려워진다. 따라서 숨을 내쉴 때 골반저를 긴장시키고, 숨을 들이쉴 때 골반저를 이완해야 한다.

완전히 반대 방향으로, 즉 숨을 들이쉴 때 골반저를 긴장시키는 방식으로 골반저근을 훈련했다면 이제 새로운 방식에 적응해야 한다. 이게 어렵다고 생각되면 다시 상상력을 발휘할 수 있다. 숨을 내쉴 때마다 복부에 더 많은 공간이 생긴다고 상상해 보라. 횡격막이 골반저를 위한 추가 공간을 만들어 준 덕분에 골반저가 이제 긴장을 통해 제대로 확장될 수 있게 되는 것이다.

골반저를 적극적으로 강화하는 표적 운동 외에 일상생활에서도 골반저 보호에 관심을 기울일 수 있다. 관건은 골반저 보호를 위해 과도한 압력을 피하는 것이다. 그래야 오랫동안 당신과 당신의 방광을 강력하게 지지할 수 있다.

## 올바르게 일어나기

알람이 울리면 완전히 늦잠을 잔 당신은 억지로 침대에서 몸을 일으켜야 한다. 이때 침대에서 어떻게 일어나느냐가 몹시 중요하다고 말하면 이상한가? 맞다, 골반저는 (그리고 등은) 드라큘라 백작 부인처럼 누운 자세에서 똑바로 몸을 일으키는 것을 그리 좋아하지 않는다. 몸을 일으키기 전, 옆으로 몸을 돌려 팔로 몸을 지탱한 후 상체를 일으키는 것이 훨씬 더 건강한 자세다. 처음에는 익숙해지는 데 시간이 좀 걸리고 그런 자세로 일어나야 한다는 사실을 깜빡할 때가 많다. 하지만 내 말을 믿어 보라. 얼마 안 돼서 다른 자세로 침대에서 일어난 적이 있다는 사실조차 까맣게 잊어버릴 것이다.

### 무거운 물건 들어 올리기

이사를 하든, 청소를 하든, 어린아이나 반려동물을 돌보든 우리는 시시때때로 무거운 물건을 들어 올려야 한다. 그건 급성 근육통이나 요통을 초래할 뿐 아니라 골반저에도 영향을 미칠 수 있다. 물건을 들어 올리는 힘이 다리가 아니라 등에서 나올 때 그런 일이 생긴다. 물건을 들어 올릴 때 등은 말할 것도 없고 골반저에도 엄청난 압력을 가하기 때문이다. 그러니 이제부터는 물건이나 어린아이, 반려동물을 들어 올릴 때 무릎을 구부린 뒤 상체와 다리 근육을 쭉 펴면서 힘을 써야 한다. 그렇게 하면 당신의 몸이 매우 고마워할 것이다. 또 몹시 중요하지만 유감스럽게도 종종 잊고 있는 것이 하나 있다. 올바른 호흡법이다. 복부와 등과 골반저의 근육이 제대로 팀워크를 발휘하려면 숨을 멈추지 말고 정상적으로 계속 호흡하는 것이 중요하다.

### 올바른 감기 대처법

혹시 지독한 감기에 걸려 계속되는 기침과 재채기에 고통받고 있는가? 먼저 쾌유를 빈다. 그리고 이미 예상했겠지만 지속적인 재채기와 기침은 장기적으로 신경뿐 아니라 골반저에도 영향을 미친다. 재채기와 기침을 할 때마다 몸에 꽤 많은 압력이 가해지고 그 압력이 골반저에도 미치기 때문이다. 압력을 줄이려면 다음번 재채기나 기침을 할 때 몸을 바로 앞으로 숙이는 대신 오른쪽이나 왼쪽으로 돌려 보라. 그리고 기침이나 재채기를 손이 아닌 팔 안쪽에 대고 하라.

## 방광이 싫어하는 일 안 하기

내 생각에는 방광에 애정을 갖고 방광이 요구하는 것을 수용하는 것이 가장 중요한 핵심 포인트다. 방광에 맞서 싸우거나 방광을 화나게 하지 마라. 방광은 커피나 진토닉에 극심한 거부감을 갖고 있고 그로 인해 당신을 더 자주 화장실에 보낸다는 사실을 알고 있다면 그런 음료는 피하라. 안 그러면 20분마다 소변을 보러 가는 것에 불평할 자격이 없다. 방광이 아주 부적절한 타이밍에 신호를 보낸다고 방광에 불평불만을 터뜨리지 마라. 방광도 그러고 싶어서, 또 당신을 괴롭히기 위해서 (물론 정확한 건 잘 모르겠지만) 신호를 보내는 게 아니다. 방광, 신장, 골반저 등 방광의 동료들과 친구가 되라. 그들을 알아 가려 애쓰고, 그들이 하는 일은 무엇이고, 또 왜 그렇게 반응하는지 이해하려 노력하라. 수분을 충분히 섭취하고, 건강한 식단을 유지하고, 운동하고, 또 긴장을 풀고 휴식을 취하면서 방광을 관리하라.

## 건강에 유의하라

운동은 항상 좋다. 몸에도 좋고 머리에도 좋다. 규칙적인 운동은 방광에도 좋다. 특히 혈액 순환을 자극하고 코어와 골반저를 강화하는 운동이 그렇다. 방광은 요가와 필라테스를 환영한다. 사이클링과 수영도 방광에 좋다. 방광과 골반저가 건강하고 튼튼하면 당신이 좋아하는 운동을 뭐든 해도 된다. 건강한 체중을 유지하라. 과하지도 부족하지도 않은 체중은 방광뿐 아니라 신체와 정신 건강에도 좋다.

하지만 이따금 소변이 새어 나오고 골반저 상태가 최상이 아니라면 너무 거친 운동은 피해야 한다. 등반, 심해 다이빙, 베이스 점핑 같은 익스트림 스포츠를 말하는 게 아니다. 점프하고 빠르게 움직이다가 갑자기 멈춰 서는 모든 운동은 몸을 완전히 뒤흔들기 때문에 방광과 골반에 강한 충격을 준다. 예를 들어 스쿼시, 줄넘기, 테니스, 핸드볼 등과 같은 운동을 할 때는 방광과 골반저가 어떻게 반응하는지에 유의해야 한다.

## 방광은 영혼의 거울

방광 문제의 75퍼센트는 신체적 원인뿐만 아니라 정신적 원인도 갖고 있다. 정말 놀라운 수치가 아닐 수 없다. 물론,

〈너무 무서워서 바지에 오줌을 지렸어〉, 〈오줌을 뒤집어쓴 기분이야〉 같은 표현은 그냥 나온 게 아니다. 우리는 긴장하거나 압박감을 느낄 때 화장실에 더 자주 가게 된다. 대체 그 이유가 뭘까?

**긴장하면 화장실에 더 자주 가는 이유**

면접이나 중요한 회의를 앞두고 있을 때 계속 화장실로 달려가는 것은 방광 기능을 조종하는 자율 신경계 때문이다. 62쪽 〈공중화장실 공포증〉 편에서 나왔듯이 자율 신경계는 교감 신경계와 부교감 신경계로 구성되어 있다. 교감 신경계는 방광이 팽창할 수 있도록 괄약근을 꽉 조이고 방광 근육을 이완시킴으로써 방광에 소변이 모일 수 있게 해준다. 반면 부교감 신경계는 소변을 배출하게 해주는 기능을 담당한다. 방광 근육이 활성화되어 수축하고, 괄약근이 느슨하게 이완됨으로써 소변이 밖으로 흘러나올 수 있는 것이다.

중요한 시험을 앞두고 있거나 강의를 해야 할 때, 또는 면접이 코앞에 닥쳤을 때 우리는 긴장과 스트레스에 시달린다. 그로 인해 심장 박동이 증가하고, 땀이 나고, 몸이 떨리는 증상이 나타난다. 이를 보상하기 위해 부교감 신경계가 활성화된다. 즉 부교감 신경계는 우리 몸을 정지시키고 진정시키는 역할을 수행하는 시스템이기 때문이다. 그런데 부교감 신경계는 그것을 어떤 식으로 수행할까? 무엇보다 피부의 혈관을 확장하고 땀 생성을 촉진하며 방광 활동을 증가시키는 방식으로 자신의 역할을 수행한다.

말하자면 우리 몸의 부담을 줄여 주기 위한 일종의 압박 완화 작용이라 할 수 있다. 면접 전에 손에서 땀이 나고 얼굴과 목이 벌겋게 달아오르거나 10분에 한 번씩 화장실에 가게 되는 것은 당신의 화를 돋우거나 당신에게 더 많은 스트레스를 주려는 것이 아니다. 오히려 정반대로 당신이 긴장을 풀 수 있도록 몸이 당신을 도와주려는 것이다.

또한 우리 몸은 쇼크를 받거나 패닉 상태에 빠졌을 때 갑자기 배뇨 충동을 느낀다. 심지어 실제로 소변을 지릴 경우도 있다. 이는 진화에서 비롯된 것이다. 우리 선조들은 사납게 으르렁거리는 호랑이 앞에 서 있을 때 몸이 즉시 도망 모드로 전환되었다. 도망치기 위한 최적의 상태를 준비하기 위해 선조들은 몸에서 불필요한 짐들을 전부 버려야 했고, 그 결과 최대한 빨리 대소변을 체외로 배출해야 했다. 방광이 우리의 감정에 이토록 지대한 영향을 받는다는 사실이 정말 흥미롭지 않은가.

그런데 신경이 곤두서게 되면 방광 근육과 골반저근, 그리고 괄약근이 역할을 제대로 수행하지 못하게 되고, 그 결과 모든 것이 뒤엉켜 협업이 깨어진다. 팀 정신이 거의 사라지는 것이다. 신경 스트레스가 오랫동안 지속되면 방광 기능 장애가 발생할 수 있다.

또한 방광이 깨어 있는 상태에서만 문제가 발생한다

면 그것은 본질적으로 심신 상관의 문제일 수 있다. 예를 들어, 낮에는 20분마다 다급하게 화장실을 찾게 만드는 방광이 밤에는 대체로 편안한 수면을 가능하게 해줄 경우, 당신의 방광은 정신과 신체, 양쪽 모두와 연관된 문제일 가능성이 높다.

어떤 심리적 기제가 유독 방광을 자극하고 영향을 미치는지 한마디로 단언할 수는 없다. 심인성 방광 기능 장애 환자들은 각기 다양한 문제를 가진 매우 이질적 집단이다.

하지만 대략적으로 말하면, 심신 상관 의학에서 방광은 구획 공간과 자유 공간, 그리고 통제와 통제 상실을 상징한다고 말할 수 있다. 게다가 방광 문제는 우울증과 성기능 장애, 그리고 밀실 공포증 등의 다양한 불안 장애의 2차 증상으로 나타날 수 있으며, 심지어 그런 장애들을 악화시킬 수도 있다.

**바랄의 방광 유형**

프랑스의 과학자이자 정골 의학 의사인 장피에르 바랄은 모든 장기는 각기 특정한 감정과 연관되어 있으며, 그 감정이 장기적으로 해당 장기를 자극하고 약화시켜 질병을 유발할 수 있다고 본다. 이를 좀 더 구체적으로 설명하기 위해 바랄은 장기에 따라 사람들을 여러 유형으로 분류한 뒤, 특정 장기 유형을 구성하는 요인은 무엇이고, 왜 어떤 행동과 사고 패턴이 특정 장기에 문제를 야기하는지 설명한다. 그가 분류한 유형에는 심장 유형, 생식기 유형, 가슴 유형, 그리고 당연히 방광 유형 등이 포함되어 있다.

바랄은 방광 문제의 원인을 어린 시절의 양육에서 찾았다. 어린 시절 수많은 금지와 처벌과 규율로 아주 엄격하게 양육되었을 경우, 훗날 성인이 되었을 때 그 경험이 통제 불능의 두려움과 죄책감으로 발현될 수 있다는 것이다. 이런 사람들은 자신의 신체와 신체의 기능을 받아들이고 인정하는 데 어려움을 겪게 되며, 이런 내면의 긴장 상태가 방광과 방광의 기능에 커다란 영향을 미칠 수 있다고 본다.

바랄은 방광을 통제를 상징하는 기관으로 보았으며, 방광에 문제가 있는 사람을 통제광으로 보았다. 하지만 이때의 통제는 타인에 대한 통제가 아니라 자신에 대한 통제다. 그는 모든 것이 완벽해야 하고, 모든 것이 제 뜻대로 진행돼야 하며, 일을 미루는 행위는 있을 수 없다.

방광 유형의 인물은 타인에게 평가받는 것을 끔찍하게 두려워한다. 당연히 타인의 안 좋은 시선도 견디지 못한다. 그렇기 때문에 그는 사람들을 기쁘게 하고 사람들의 기분을 상하지 않게 하려고 애쓴다. 타인의 부정적 시선을 견디지 못하는 방광 유형의 인물은 그로 인해 끝없는 압박감과 긴장감 속에 살게 된다. 하지만 그것은 언젠가는, 또 어떤 식으로든 신체에서 빠져나가게 되는데, 그것이 방광을 통해 이루어질 때가 드물지 않다.

**심신 상관의 방광 문제를 해결하기 위해 할 수 있는 일**

장기적으로 증상을 호전시키거나 완화시키기 위해서는 표적화한 심리 치료가 중요하다. 해당자는 자신의 신체 증상이 왜, 그리고 어떻게 심리와 연관되어 있는지 이해해야 한다. 다른 곳이 문제인데 엉뚱하게 방광이 발광하는 이유는 무엇일까? 어쩌면 오래되었거나 무의식적인 행동 패턴이 원인일 수 있다. 불안이나 강박 장애를 완화하기 위해 그런 패턴들을 탐구해 볼 수도 있다. 그러기 위해서는 일상생활에 통합하여 수행할 수 있는 이완 훈련과 스트레스 극복 전략이 중요하다.

# 방광에 관한 8

## 재미있는 사실들

마지막 장은 흥미로운 지식에 관심이 많고, 늘 분위기를 부드럽게 풀어 줄 그럴싸한 지적 농담을 찾아다니는 사람들을 위한 내용이다. 내 말을 믿어라. 방광과 방광의 작동 방식은 파티에서 진정한 쇄빙선이 될 수 있다. 화장실에서 줄이 너무 길어 기다려야 할 때만 그런 게 아니다.

## 역사 여행

옛날부터 사람들은 방광으로 많은 것을 할 수 있다는 사실을 알고 있었다. 그래서 동물의 방광을 그냥 도축 폐기물로 버리지 않고 다양한 생활용품으로 가공했다. 방광 벽은 매우 튼튼한 데다가 가볍기까지 해서 자루나 가방 같은 운송 수단으로 활용하기에 적합하다. 축구 경기에는 특히 돼지의 방광이 적합했다. 아내를 여섯 명이나 두었고 그중 두 명은 사형에 처한 영국 왕 헨리 8세는 궁정 뜰에서 돼지 방광으로 만든 공으로 축구를 즐겼다고 한다.

일반적으로 돼지 방광은 장난감으로 많이 활용되었다. 아이들은 돼지 방광을 장난삼아 터트리거나 물을 채워 물풍선이나 물 폭탄으로 만들었다. 어른들은 또 다른 재미있는 일에 더 많이 사용했다. 맞다, 최초의 콘돔은 동물 방광으로 만들었다. 전설에 따르면, 크레타의 미노스 왕이 최초의 진정한 콘돔 사용자였다. 자신이 쏟아 낸 정액이 사랑하는 아내 파시파에를 치명적인 위험에 빠뜨릴 거라 생각한 미노스 왕은 염소의 방광으로 만든 콘돔을 사용해 아내를 보호했다. 훗날 고대 그리스인들은 동물의 방광으로 만든 콘돔을 주기적으로 사용했다. 하지만 이는 임신을 막기 위해서가 아니라 성병으로부터 자신을 보호하기 위해서였다.

알래스카주의 에스키모는 방광을 어떻게 생각할까? 그들은 방광에 동물의 영혼이 깃들어 있다고 믿는다. 따라서 동물 방광이 콘돔 대용품이 될 가능성은 적다. 에스키모는 동물 사냥이 성공한 것을 제대로 축하하고—이 경우 대부분의 노획물은 물개다—이 선물에 감사하기 위해 해마다 한겨울에 방광 축제를 벌였다. 이 축제를 위해 모든 동물의 사체에서 방광을 꺼내 건조시킨 뒤 빵빵하게 부풀려 아름답게 채색했다. 그런 다음 해당 동물을 기념하기 위해 새롭게 탄생한 이 방광을 바다로 돌려보냈다. 방광의 원래 주인에게 존경을 표하고 다가올 사냥 시즌이 풍요롭기를 기원하는 것이다. 그들은 방광에서 다시 새로운 생명이 태어나 자연의 균형이 그대로 유지될 거라고 믿었다. 정말 아름다운 관습이 아닐 수 없다.

## 타인의 소변은 생명을 위태롭게 할까?

스스로 한 번도 이 질문을 해본 적이 없는 사람이 있을까? 주인공이 더는 마실 물을 찾을 수 없어 가능한 대안이 뭐가 있을까 고민해야 하는, 아드레날린이 마구 뿜어져 나오는 영화를 보면서, 혹은 〈진실 게임〉 같은 유치한 게임을 하면서 말이다. 자신의 소변은 마실 수 있으며, 일종의 치료법으로 자기 소변을 마시는 사람이 있다는 것은 익히 알려진 사실이다. 하지만 다른 사람의 소변이라면? 비상 상황이라면 타인의 소변을 마실 수 있을까? 아니면 내 몸에서 나온 것이 아닌 타인의 소변은 생명을 위험에 빠뜨릴까?

핵심은 이것이다. 소변 제공자가 건강한 사람이고, 소변이 신선한 상태라면 걱정 없이 마실 수 있다. 물론 〈걱정 없이〉라는 말이 꼭 맛있다거나 권장할 만하다는 의미는 아니다. 소변 제공자로 선정된 사람이 사전에 충분한 양의 수분을 섭취해 체액 저장소를 충분히 채워 놓는 것도 중요하다. 안 그러면 소변은 신체가 내보내려는 노폐물로만 이루어지기 때문이다.

심지어 타인의 소변을 아주 근사하다고 생각하는 사람들도 있다. 직접 타인을 향해 소변을 보거나 타인이 자신에게 소변보기를 바라는 성적 취향이 있는 사람을 소변 애호가라 부른다. 타인의 소변이 제 피부에 닿는 정도를 넘어 그것을 입안에 받아 삼키기를 좋아하는 것을 소변 구강 섭취

애호가라고 부른다. 심각한 질병은 아니고, 단지 더 많은 쾌락을 얻기 위한 행동이다. 어떤 사람들은 그것을 천연 샴페인, 황금 샤워, 젖은 게임, 혹은 그냥 소변보기라고 부른다.

## 동물들의 기이한 소변 배출 방식

코끼리와 고양이의 공통점은 무엇일까? 코끼리와 너구리의 공통점은? 아니, 코끼리와 하이에나의 공통점은? 없다. 그들은 크기도 다르고 신체 구조도 같지 않다. 비슷한 점조차 없다. 그럼에도 불구하고 이 동물들은 소변을 보는 데 동일한 시간이 걸린다. 대략 21초쯤이다. 코끼리의 방광은 약 18리터의 소변을 보관할 수 있고 고양이의 방광은 겨우 5밀리리터를 보관할 수 있음에도 말이다. 정말 기가 막힌 일이 아닌가?

이 사실을 밝혀낸 것은 애틀랜타의 어느 연구 팀이다. 그들은 동물원에서 3킬로그램 이상의 몸무게를 가진 모든 동물의 소변 배출 행위를 조사했다. 언제, 어떻게, 또 얼마만큼의 소변을 보는지 말이다. 그 결과 모든 동물이 하루에 5~6회 정도, 그리고 21초 만에 방광을 비우는 것으로 드러났다. 아마도 이것은 요도의 길이, 그리고 중력과 연관이 있을 것이다. 체구가 일정 정도 이상인 동물들만 — 이 경우에는 체중 3킬로그램 이상을 말한다 — 소변 줄기를 형성할 수 있다. 체구가 더 작고 몸무게가 가벼운 동물의 경우에는 그게 불가능하다. 그들은 방광을 비우고 싶을 때 몇 방울씩 찔끔찔끔 소변을 본다.

**나무늘보: 화장실에 갈 때마다 목숨을 잃을지도 모른다**

알다시피 나무늘보는 세상에서 제일 활동적이거나 빠른 동물이 아니다. 그런데 나무늘보는 어찌나 게으른지 길면 일주일에 한 번 정도만 방광과 장을 비운다는 사실도 알고 있나? 여기서 게으르다는 것은 나무늘보의 신진대사가 몹시 느리다는 뜻이다. 이 귀여운 동물은 방광이나 내장이 압박을 받으면 정말 최선을 다해 노력한다. 아늑한 나무 둥지를 떠나 바닥을 향해 기어가기 시작하는 것이다. 나무늘보에게 이것이 얼마나 힘들고 얼마나 오래 걸리는 일인지 우리는 잘 알고 있다. 땅바닥에 도달하면 나무늘보는 배설물을 배출할 구덩이를 판다. 비록 게으름뱅이기는 하지만 나무늘보는 몹시 깨끗한 동물이다.

문제는 이 과정에서 비극이 발생할 수 있다는 것이다. 나무늘보가 온통 배설에 정신이 팔려 있는 동안 포식자에게 아주 쉬운 먹잇감이 되기 때문이다. 그로 인해 나무늘보의 약 절반 정도가 배설 과정에서 죽음을 당한다. 만약 내가 나무늘보라면 배뇨나 배설 행위에 대해 적어도 세 번쯤은 고민해 볼 것이다.

그건 그렇다 치고 나무늘보는 대체 왜 그냥 나무 위에

서 배설하지 않는 걸까? 연구자들에 따르면 나무늘보는 단지 오줌이나 똥을 배설하기 위한 목적만으로 나무 아래로 위험한 여행을 떠나는 것이 아니다. 또 다른 이유는 나무늘보의 피부에서 자라는 녹조류 때문이다. 녹조류는 좋은 간식거리가 될 뿐만 아니라 시각적으로도 맹금류로부터 나무늘보를 보호해 준다. 이 해조류가 아름다운 녹색으로 자랄 수 있도록 작은 나방들이 나무늘보의 털 속에 서식하면서 해조류의 성장을 돕는다. 나방은 나무늘보의 배설물에 알을 낳는다. 작은 새끼 나방이 부화하면 일단 나무늘보의 배설물을 양분 삼아 자란 뒤 성체가 되면 다시 나무늘보의 녹색 털 속으로 날아간다. 나방에 묻어 함께 날아간 나무늘보의 배설물이 해조류에 좋은 비료가 된다. 비록 위험하기는 하지만 이런 식으로 매우 유익한 삼각관계가 형성되는 것이다.

**말의 소변 배출을 자극하는 방법**

누군가 당신의 귀에 휘파람을 불면 반드시 화장실에 가야 하는 상황을 한번 상상해 보라. 재미있을까? 글쎄, 엄청난 환호성과 휘파람 소리가 난무하는 스포츠 행사에 참석한 게 아니라면 그럴 수도 있다. 하지만 그런 행사장에 있다면 상당히 불편할 것이다. 말의 경우도 똑같다. 말은 휘파람 소리를 듣기 무섭게 소변을 보기 시작한다. 그 이유는 명확히 밝혀지지 않았다. 추정컨대 휘파람 소리는 동물을 진정시키는 효과가 있고, 그로 인해 휘파람 소리에 긴장이 풀린 말의 괄약근이 느슨해지면서 소변을 보게 되는 듯하다. 경마에서 말이 방광이 꽉 찬 상태로 질주하지 않도록 하기 위해, 또 도핑 테스트용 말 소변을 채취하기 위해 이 기술을 활용한다.

## 조금 색다른 기이한 달걀

중국에서는 봄이 되면 소위 〈소변 달걀〉이라는 특별한 달걀 요리를 먹는다. 이름만 들어도 맛있을 것 같다고? 하지만 이 요리법에 익숙해지는 데는 시간이 필요하다. 이건 그냥 물로 삶은 달걀이 아니기 때문이다. 짐작했을지 모르겠는데, 이 달걀은 소변으로 삶는다. 그것도 정확히 말하면 어린아이의 소변으로.

중국의 동양시에서는 소위 처녀 달걀 또는 소년 달걀을 진미로 여길 뿐 아니라 심지어 문화유산으로도 지정했다. 뭐 대충 그렇다는 이야기다. 그 달걀은 맛이 매우 좋을 뿐더러 건강에도 좋다고 한다. 관절통이나 발열 또는 피로에 도움이 된다는 것이다.

그런데 그 달걀이 완벽한 효과를 보려면 열 살짜리 소년의 소변만 사용할 수 있다. 여아의 소변이 안 되는 이유는 알려지지 않았다. 일반적으로 소변은 학교에서 자발적으로 모아진다. 학교에 소년들이 스스로 소변을 볼 수 있는 통이 비치되어 있다. 달걀은 깨끗이 씻은 후 뜨거운 소변에 한 시간 정도 삶는다. 껍질째. 두 번째 단계에서는 소년들의 오줌이 잘 흡수되도록 달걀 껍질을 벗긴다. 소변 목욕이 끝난 달걀은 완숙되어 황갈색으로 변한다. 대체로 약간 매콤하다고 한다.

## 오줌풀

혹시 꽃을 통해 누군가에 대한 미움이나 분노를 전하고 싶은 적이 있나? 꽃으로 가운뎃손가락 욕을 대체하는 것 말이다. 그렇게 할 수 있는 방법이 있다. 오줌풀이라는 이름의 식물을 이용하면 된다.

 혹시 이름만 듣고 오줌풀이 모양도 괴상하고 냄새도 지독한 잡초일 거라 상상했다면 실망할 것이다. 이 풀은 연녹색 잎에 보라색 꽃이 어우러진 아주 아름다운 식물이다. 게다가 실제로는 냄새도 거의 없다. 이 풀에 그런 이름을 갖게 된 것은 사람들을 괴롭히거나 멀리하기 위해서가 아니라 동물들을 멀리하기 위해서다. 더 정확히 말해 개나 고양이, 토끼 같은 동물 말이다. 그 동물들은 쌍떡잎식물인 오줌풀의 냄새를 맡으면 그 즉시 역겨움을 느끼며 오줌을 싼다. 이 꽃에 〈○○가 오줌을 싸는 풀〉이라는 이름이 붙게 된 연유다. 그래서인지 영국에서는 〈겁쟁이 고양이〉 또는 〈줄행 랑치는 강아지〉라는 이름으로도 불린다. 혹시 당신의 정원에서 동물을 쫓아내고 싶다면 독성이 강한 해충 방제약보다 차라리 오줌풀을 심는 것이 더 낫다.

## 소변의 힘, 〈불빛이 필요하면 소변을 보도록 해!〉

소변을 보는 게 자신을 비롯해 동료들과 환경에 좋은 일을 하는 거라고? 맞다, 그럴 수 있다. 브리스틀 대학교의 연구원들이 소변으로 전기를 생성하는 데 성공했다. 그게 가능했던 이유는 소변에는 수분 이외에 탄수화물도 함유되어 있기 때문이다. 박테리아가 그 탄수화물을 섭취해 대사 과정이 진행되는 것이다. 따라서 그 경우에는 예외적으로 소변 속 박테리아가 편안함을 느끼고 왕성하고 빠르게 증식하는 것이 좋다. 비록 화학이나 생물학에 대해서는 아는 게 거의 없지만 그 과정이 어떻게 진행되는지 한번 설명해 보겠다.

    소변에서 전기를 생산하려면 내부와 외부에 각기 서로 다른 전극이 부착된 세라믹 실린더가 필요하다. 소위 미생물 연료 전지라고 하는 것이다. 소변 속 탄수화물이 박테리아에 의해 분해되면 양성 입자와 음성 입자가 생성된다. 음성 입자는 전선을 통해서 연료 전지로 운반되어 그곳에서 과도한 음극을 유발한다. 음극은 양극을 끌어당기고, 반대로 양극은 음극을 끌어당기기 때문에 양성 입자는 이제 연료 전지의 내부로 이동한다. 그 결과 드디어 에너지가 방출되고 전기가 생산되는 것이다. 설명은 이 정도만 하겠다.

하지만 실제로 소변으로 전기를 생산하는 것은 그리 널리 권장하지 않는다. 연료 전지가 아주 많이 필요하기 때문이다. 게다가 자재비, 건설비, 운송비 등도 여전히 너무 높다. 소변을 활용한 전기 생산이 얼마나 좋고 효율적인지는 과학자들이 이미 입증한 바 있다.

2015년 과학자들은 그 유명한 글래스톤베리 페스티벌에서 약 400개의 연료 전지를 갖춘 연료 시스템을 설치하여 방문자들의 소변으로 화장실 야간 조명에 필요한 전기를 생산했다.

또한 나이로비에서도 소변으로 전기를 생산한 적이 있다. 어느 여학교에서 야간에 소변을 볼 때 여학생들의 안전에 필요한 불빛을 충분히 확보할 수 있게 해주는 소변 시설을 세웠다. 현재로서는 언제쯤 소변으로 우리가 쓸 전기를 스스로 생산할 수 있을지 정확히 알 수 없다. 하지만 과학자들은 그 작업을 계속하고 있다.

## 미친 짓, 세상에서 가장 큰 요로 결석

요로 결석의 크기는 일반적으로 3~4밀리미터 정도에 불과하고 무게감도 거의 없다시피 한다. 대부분은 그렇다는 말이다. 그런데 헝가리에서 그동안 발견된 모든 결석을 작고 앙증맞은 잔돌 부스러기로 만들어 버리는, 세상에서 가장 큰 요석이 발견되었다. 이 대단한 녀석의 무게는 1,125킬로그램이고, 크기는 멜론과 비슷했다. 이 요석은 정기 검사 중에 발견되었는데, 당사자가 배뇨 시 통증을 비롯해 아무런 문제도 못 느꼈기 때문이다. 크기를 생각하면 거의 믿기 힘든 이야기이긴 하다. 그 정도 크기의 이물질이 있는데 어떻게 아무것도 못 느낄 수가…….

## 소변에 관한 쓸모없는(쓸모 있는) 지식

어느 화장실을 사용하는 게 좋은가? 영화관에서 배뇨 충동이 강하게 일 경우 어떻게 대처해야 하나? 여자들도 서서 소변을 볼 수 없을까? 이런 몹시 중요한 질문들에 대한 마지막 답변들이다.

### 화장실에서 완벽하게 볼일을 보기 위한 소변 공식
세상 모든 남자에게 주는 팁 하나, 소변볼 때 절대 실수하지 않는 공식이다. 이 공식을 따르면 변기나 바지에 더 이상 소변이 튀지 않는다. 수학을 잘 못하는 남성일지라도 이 공식은 따라 할 수 있다. 미국 유타주의 브리검 영 대학교 연구팀이 소변이 튀는 것을 방지하는 공식을 연구해 인정받았다.

 소변이 튀지 않도록 하려면 오줌발을 수직이 아닌 수평으로 조준하는 것이 중요하다. 물론 가정 집 화장실 변기보다는 소변기에서 소변을 보는 것이 훨씬 쉽다. 화장실 변기는 수평으로 설치되어 있기 때문에 요도에서 소변이 배출되는 각도가 중요하다. 소변 배출 각도가 좁을수록 더 좋기 때문에 남성들은 오줌발의 각도를 좁히려 애써야 한다. 결국 연구자들이 내린 결론은 소변을 볼 때 가능한 한 변기 가까이에 붙어 서 있어야 한다는 것이다. 그렇게 하면 오줌발이 갑자기 가늘어지거나 이런저런 이유로 소변이 중단되는 경우에도 문제가 발생하지 않는다.

 일반적으로 오줌발은 요도에서 약 15~17센티미터를 내려온 다음 끊어진다. 그러니 그보다 먼 곳, 즉 변기에서 20센티미터 정도 떨어진 곳에 있으면 분명 소변 줄기 일부가 목표 지점에서 벗어나게 된다.

 친애하는 남성들이여, 이제부터는 소변을 볼 때 꼭 이 공식을 따르도록 하라. 만약 이 공식이 기억나지 않으면 쪽지에 써서 변기에 걸어 두어도 된다.

**여성들이여, 일어서라! 여성도 서서 소변을 볼 수 있다**

우리 여성도 서서 소변을 볼 수 있다. 이건 외출 중일 때, 또는 덤불 뒤에서 빠르게 소변을 보고 싶을 때 특히 실용적이다. 최근 들어 여성이 서서 소변을 볼 수 있게 도와주는 도구들이 다양해진 것은 고무적이다. 신경을 곤두세우고 웅크린 자세로 제발 누구의 눈에도 띄지 않게 해달라고, 그리고 이게 제일 중요한데, 그사이에 제발 아무 일도 일어나지 않게 해달라고 기도하는 것은 과거의 일이 될 수 있다.

이를 가능하게 해주는 것이 바로 〈우리넬라Urinella〉라고 하는 도구다. 우리넬라는 작은 깔때기 모양의 도구로 상단에서 소변을 모은 다음 아래쪽, 즉 깔때기 배출구를 통해 소변을 내보내는 장치다. 이때 문제가 발생하지 않도록 깔때기 입구를 음순 사이, 즉 소변 배출구에 가져다 댄다. 우리넬라의 끝은 아래쪽을 향해야 한다, 그리고 중요한 것은 옷에서 떨어져 있어야 한다는 점이다. 모든 과정을 제대로 이행했다면 당신의 자세는 남성이 소변 볼 때의 자세와 똑같아 보일 것이다. 맞다, 우리넬라가 있으면 팩스도 보내고, 오줌발의 방향도 마음대로 조정할 수 있다.

일반적으로 배뇨 보조 기구는 실리콘으로 만들어졌기 때문에 여러 번 사용할 수 있다. 하지만 소변을 보고 나서 접어서 버릴 수 있도록 판지로 만든 제품도 있다.

또한 여성을 위한 소변기도 있다. 남성처럼 소변기 앞에 완전히 똑바로 설 수는 없지만 앉을 필요는 없는 소변기다. 이 소변기에는 전문가들이 보통 〈스키어skier 자세〉라고 부르는, 상체를 살짝 앞으로 기울인 파워 리프팅 자세가 가장 적절하다. 여성의 허벅지와 엉덩이가 구역질 나는 차가운 변기에 닿지 않아도 된다는 뜻이다. 이쪽이 당연히 더 위생적이고 일 처리도 빠르다. 스키어 자세 화장실은 인도와 이슬람 국가들, 남부 유럽 등 세계 여러 나라에 널리 퍼져 있지만 유감스럽게도 독일어권 국가에는 아직 설치된 곳이 거의 없다.

**물속에 있을 때 자주 화장실에 가야 하는 이유**

향긋한 목욕 오일을 발라 감각이 몽롱해진 채 욕조에 편안하게 누워서 마음을 진정시키는 음악까지 들으며 정말로 막 선잠이 들려는 찰나, 방광이 신호를 보낸다. 맙소사, 왜 하필 지금? 그건 가우어-헨리 이뇨 반사 때문이다. 물속에서는 우리의 혈류가 변화한다. 지상에서는 중력에 의해 혈액이 다리와 복부로 흘러가는 반면, 수중에서는 정맥이 좁아지면서 혈액이 다른 경로를 택하게 되는 것이다. 즉 피가 아래쪽에서 우리 몸의 중앙인 복부와 가슴 부위로 흘러가고, 그로 인해 심방의 스트레치 수용체가 활성화되면서 압력이 커진다. 그럴 경우 이 압력의 균형을 맞추기 위해 심장과 폐에서 신장에 배뇨 충동을 증가시키는 신경 신호를 보낸다.

스트레치 수용체가 활성화되면 ADH라 부르는 항이

뇨 호르몬의 생성에 제동이 걸린다. ADH는 우리 몸이 충분한 수분을 저장하여 탈수하지 않도록 막아 주는 호르몬이다. 그런데 몸에서 ADH가 너무 적게 분비되면 신장에서 더 많은 소변이 생산되고, 그로 인해 화장실을 찾게 되는 것이다. 하지만 이건 우주에 나간 우주 비행사한테는 적용되지 않는다. 우주는 무중력 상태이기에 방광을 비우라는 신호가 매우 늦게 전달되는 것이다. 그 때문에 나사는 우주복을 입은 상태에서의 이착륙과 우주 체류를 위해 기저귀 모양의 특별한 반바지를 개발했다.

### 영화관에서 소변보기: 흥미로운 장면을 놓치지 않는 방법

누구나 아는 사실. 영화관에 앉아 영화를 보고 있는데 갑자기 소변이 마렵다. 이제 당신한테는 두 가지 선택지가 있다. 하나는 서둘러 화장실로 가는 대신 영화의 흥미진진한 순간을 놓치는 것이고, 다른 하나는 계속 그 자리에 앉아서 괄약근을 팽팽하게 조이며 영화가 끝날 때까지 자신을 달래는 것이다. 그런데 사실 두 가지 다 그리 만족스럽지는 않다. 다행스럽게도 이런 상황에서 당신에게 도움을 줄 수 있는 앱이 있다. 〈런피RunPee〉라는 이름의 앱으로, 영화를 볼 때 소변을 보기에 가장 적절한 타이밍이 언제인지를 정확하게 알려 준다. 영화에서 지루하고 불필요한 장면이 있을 구간 말이다. 또한 그 앱은 화장실에서 시간을 얼마나 쓸 수 있는지, 다음번 기회는 언제인지도 알려 준다. 대단한 앱이다!

**공중화장실에서 항상 가장 깨끗한 변기 칸을 이용하는 방법**

마지막으로 매우 중요한 팁 하나. 공중화장실에서 어느 변기 칸이 가장 깨끗하다고 생각하는가? 첫 번째 칸? 가운데 칸? 아니면 마지막 칸? 가장 깨끗한 변기 대회 우승은 — 두구두구두구! — 바로 첫 번째 칸이다, 축하한다! 그 이유는 많은 사람에게 첫 번째 칸은 입구와 너무 가깝기 때문이다. 사람들은 화장실에서 볼일을 볼 때 평화와 프라이버시를 지키고 싶어 한다. 어쨌든 그나마 공중화장실에서 그게 가능한 곳은 맨 마지막 칸이다. 그렇기 때문에 첫 번째 칸의 사용이 가장 적고, 그 결과 상대적으로 다른 칸보다 더 깨끗하다. 그러니 앞으로 화장실에 갔을 때는 이 사실을 꼭 명심하라. 제발, 그렇게 하기를!

## 감사의 말

우선 나의 두 자매한테 감사 인사를 전하고 싶다. 안네트, 네가 없었다면 나는 결코 이 책을 쓰지 못했을 것이다. 쌍둥이 자매로서 너는 나의 솔메이트이며, 최악의 상황에서도 나를 일으켜 세우고 지지해 주었다. 그리고 티네 언니, 언니가 나를 계속해서 밀어주고 격려해 주지 않았다면 나는 감히 이 책을 쓰겠다는 엄두조차 내지 못했을 것이다.

어머니와 아버지, 카챠, 바스티, 그리고 어린 요나탄. 어떤 상황에서도 항상 나를 지지해 주고 늘 내편을 들어준 당신들에게 감사드린다. 나는 당신들을 몹시 사랑한다!

부들부들한 털을 가진 공동 저자, 나의 작은 스페인 길고양이 도미한테도 이 자리를 빌려 고마운 마음을 전한다. 너는 나의 마음을 진정시켜 주었고, 밤새 일하는 내 곁에서 계속 같이 밤을 새워 주었지. (이건 내게 몹시 중요한 일이다. #adoptdontshop. 자신을 받아 줄 더욱 안전하고 사랑이 가득한 입양 가정을 찾는 동물들이 아주 많다.)

의학 분야에 대한 나의 질문에 항상 친절하게 도움을 준 비뇨기과 전문의 볼프강 뷰만 박사님께도 감사드린다. 또한 다니엘라 슐츠람펠 박사님(슈바르츠발트-바르 병원의 병원장이자 독일 요실금 학회 전문가 위원회 회원)과 제시카 크루제 박사님께도 감사드린다. 특히 독일 요실금 학회(특히 율리아 엘러스 씨)와 이 멋진 학회를 소개해 준 DGU에 감사드린다.

이 책의 아이디어와 나를 믿고 신뢰해 준 사랑하는 울리케와 한저블라우 출판사 편집 팀에도 감사드린다. 에이전트인 다니엘 무르사한테도 고마움을 전한다. 폴커 비트캄프한테도 마찬가지다. 그들의 현명한 중재와 헌신이 없었더라면 이 책은 결코 탄생하지 못했을 것이다. 종종 인생은 재미있는 상황들로 가득 차 있다.

마지막으로 사랑하는 나의 방광한데도 감사 인사를 전하고 싶다. 〈나의 방광이 지금 이 모습 그대로인 게 고마워〉라고 쓰는 것은 거짓말이다. 그러니 차라리 이렇게 쓰고 싶다. 〈사람은 방광의 도전들과 더불어 성장한다〉고. 그렇지 않았더라면 나는 지금 여기 앉아서 이 글을 쓰고 있지 않았을 것이다.

# 참고 문헌

Jean-Pierre Barral: *Die Botschaften unseres Körpers: Ganzheitliche Gesundheit ohne Medikament*, Krisana 2013.

Tim Boltz, Jule Gölsdorf: *Harn aber herzlich: Alles über ein dringendes Bedürfnis*, Piper 2015.

Nina Brochmann, Ellen Stokken Dahl: *Viva la Vagina: Alles über das webliche Geschlecht*, S. Fischer 2017.

Dr.med. Ines Ehmer: *Patientenratgeber 2019 Blasenentzündung und interstitielle Zystitis: Test-Therapie-Schmerzbekämfpung*, Zuckschwerdt Verlag 2019.

Ines Ehmer, Michael Herbert: *Probleme im Intimbereich... damit müssen Sie nicht leben*, 4.Auflage, Zuckschwerdt Verlag 2016.

Dr. Andrea Flemmer: *Blasenprobleme natürlich behandeln: so helfen Heilpflanzen bei Blasenschwäche und Blasenentzündung*, Humboldt 2015.

Christoph Hammes, Elmar Heinrich, Tobias Lingenfelder: *BASICS Urologie*, 4.Auflage, Elsevier 2019.

Richard Hautmann, Jürgen E. Gschwend: *Urologie*, 5. aktualisierte Auflage, Springer Lehrbuch 2014.

Dr. Christoph Pies: *Was passiert beim Urologen?* herbig 2017.

Dr. med André Reitz: *Gesunde und starke Blase: Erfolgreiche Behandlung von Blasenstörungen und Inkontinenz*, S. Hirzel Verlag 2010.

Gisela Schön, Marco Seltenbach: *Inkontinenz: Ein mutmachender*

*Ratgeber für Betroffene, Angehörige und Pflegende*, Maudrich 2011.
R. Tanzberger, A. Kuhn, G. Möbs, U. Baumgartner, M. Daufratshofer, A. Kress: *Der Beckenboden-Funktion, Anpassung und Therapie: Das Tanzberger Konzept*, 4.Auflage, Urban & Fischer Verlag/Elsevier 2019.
Volker Wittkamp: *Fit im Schritt: Wissenswetes vom Urologen*, Piper 2018.
Arbeitkreis Blasenfunktionsstörungen, G. Primus (Vorsitzender), H. Heidler: *Leitlinien Blasenfunktionsstörungen*, Journal für Urologie und Urogynäkologie 4/2003.
AWMF: *Leitlinien für Diagnostik und Therapie in der Neurologie: Diagnostik und Therapie von neurogenen Blasenstörungen*, Entwicklunsstufe: S1, Federführend: Prof.Dr. W. H. Jost, Freiburg 2015.
*Interdisziplinäre S3 Leitlinie Epidemiologie, Diagnostik, Therapie, Prävention und Management unkomplizierter, bakterieller, ambulant erworbener Harnwegs-infektionen bei erwachsenen Patiente*, Aktualisierung 2017.
Robert Koch-Institut Statistisches Bundesamt: *Gesundheitsberichterstattung des Bundes*, Heft 39, Harninkontinenz, 2007.

옮긴이 **강명순** 고려대학교 독어독문학과를 졸업하고 동 대학원에서 박사 학위를 받았다. 현재 전문 번역가로 활동하고 있으며 옮긴 책으로는 『젊은 베르테르의 슬픔』, 『수레바퀴 아래서』, 『스웨덴 기사』, 『향수』, 『헬무트 슈미트, 구십 평생 내가 배운 것들』, 『폭스 밸리』, 『죄의 메아리』, 『속임수』, 『미하엘』 등이 있다.

## 여자들은 왜 화장실에 자주 갈까?

발행일 2025년 7월 25일 초판 1쇄

지은이 **비르기트 불라**
옮긴이 **강명순**
발행인 **홍예빈**
발행처 **주식회사 열린책들**

**경기도 파주시 문발로 253 파주출판도시**
전화 031-955-4000 팩스 031-955-4004
홈페이지 **www.openbooks.co.kr** 이메일 **webmaster@openbooks.co.kr**

Copyright (C) 주식회사 열린책들, 2025, *Printed in Korea.*
ISBN 978-89-329-2530-1 03510